ENFOQUE CLÍNICO DE PATOLOGÍAS QUIRÚRGICAS

ENFOQUE CLÍNICO DE PATOLOGÍAS QUIRÚRGICAS

Johanna Castro, Jeannette Mallitasig, David Paredes
Tania Caisaguano, Lenin Pilpe, Francisco Manzano, Dennis Calle
Lourdes Cevallos, Michelle Miranda, Portilla Diana, Miranda Gissela
Byron Calva, Cristian Caisaguano

2020 Cuevas Editorial
Diseño de Portada: Iván López
ISBN:978-956-6090-03-8
Impreso en Ecuador - Printed in Ecuador

Prólogo

El presente texto está dirigido a estudiantes de ciencias de la salud, médicos y personal del primer nivel de atención en salud. En el mismo se encontrará una guía de orientación en casos de patologías quirúrgicas más comunes dentro de las diferentes especialidades que se pueden abordar en el primer nivel de atención, asimismo su parte clínica y orientación diagnóstica de manera ordenada para así poder esclarecer la metodología diagnóstica basando en la epidemiología prevalente de nuestra población.

Los derechos de autor de este documento son propiedad del grupo ama. Se permite la reproducción parcial del documento, excepto con fines comerciales y previo consentimiento escrito de su titular.

Agradecimientos

Este libro no hubiese sido posible sin el trabajo en equipo de cada uno de nosotros los autores, impulsados por distintos intereses pero siempre con el mismo objetivo: crear un texto didáctico en donde el aprendizaje sea más útil y direccionado como cada uno de nosotros lo hubiésemos deseado.

Por cada uno de los sueños, anhelos y futuras dichas agradezco a cada uno de los autores, familias y distintas personas detrás de nosotros que han sabido entender y comprender el verdadero camino y entrega de un médico.

Los autores

ÍNDICE DE AUTORES

AUTORES

Johanna Gabriela Castro Peñaherrera
Doctora en Medicina y Cirugía por la Pontificia Universidad Católica del Ecuador
Médico en Libre Ejercicio de la Profesión
Apendicitis Aguda

Jeannette Alexandra Mallitasig Morocho
Doctora en medicina por la Universidad Central del Ecuador
Médico Residente en la clínica Santa Marianita de Jesús
Colelitiasis

David Andrés Paredes Valdivieso
Doctor en Medicina por la Universidad Central del Ecuador
Médico en Libre Ejercicio de la Profesión
Hernia Inguinal

Tania Elizabeth Caisaguano Rodríguez
Doctora en Medicina y Cirugía por la Pontificia Universidad Católica del Ecuador
Médico en Libre Ejercicio de la Profesión
Nódulo Tiroideo

Lenin Sebastian Pilpe Marcillo
Doctor en Medicina por la Universidad Central del Ecuador
Médico en Libre Ejercicio de la Profesión
Quistes Ováricos

Francisco Gabriel Manzano Cabrera
Doctor en Medicina por la Universidad Central del Ecuador
Médico en Libre Ejercicio de la Profesión
Hiperplasia Prostática Benigna

Dennis Gonzalo Calle Rueda
Doctor en Medicina de la Universidad Central del Ecuador
Médico Residente de Clínica de Especialidades del Sur
Miomatosis Uterina

Lourdes Maricela Cevallos Sánchez
Doctora en Medicina General de la Universidad Central del Ecuador
Médico en Libre Ejercicio de la profesión
Varicocele

Michelle Stefania Miranda Cevallos
Doctora en medicina por la Universidad Central del Ecuador
Médico Residente de la Clínica Zymadalud
Hipertrofia Amigdalar

Portilla Paguay Diana Elizabeth
Doctora en medicina por la Universidad Central del Ecuador
Médico del Centro de Salud tipo A de Alpachaca
Litiasis Renal

Miranda Villacís Gissela Patricia
Doctora en medicina por la Universidad Central del Ecuador
Médico en consulta privada
Obesidad

Byron Fabian Calva Calva
Doctor en Medicina de la Universidad Central del Ecuador
Médico en Libre Ejercicio de la Profesión
Hemorroides

Cristian Hernán Caisaguano Rodríguez
Doctor en Medicina y Cirugía por la Universidad de las Américas
Médico en Libre Ejercicio de la Profesión
Tenosinovitis Estenosante

ÍNDICE

CAPÍTULO 1

HIPERTROFIA AMIGDALINA
Michelle Stefanía Miranda Cevallos

Caso Clínico
Datos de Filiación
Nombre: Diego Patricio Jaramillo Rivera
Edad: 5 años 7 meses
Sexo: Masculino
Raza: Mestizo
Estado civil: Soltero
Profesión: Estudiante
Lugar de nacimiento: Ambato
Residencias ocasionales: Ambato
Residencia habitual: Quito
Dirección: Av. Occidental y Miravalle
Tipificación sanguínea: O Rh +
Informante: Madre

Hábitos Fisiológicos
Alimentación: Ingesta de alimentos fraccionada 5 veces al día.
Miccional: Tres veces al día.
Defecatorio: Deposiciones una vez al día.

Hábitos Tóxicos: No refiere.

Motivo de Consulta
Nausea y vómito.

Enfermedad Actual
Paciente de 5 años y 7 meses que consulta a esta casa de salud por presentar posterior a la ingesta de alimentos nausea que llega al vómito por varias ocasiones de contenido alimentario, acompañado de crisis de tos, odinofagia e inquietud al decúbito.

La madre refiere que el paciente presenta desde hace 8 meses sintomatología respiratoria presentando casos de amigdalitis agudas recurrentes y otitis media que fueron tratadas con antibioterapia, además comenta que desde hace un mes el paciente presenta rinorrea hialiana, ronquidos, apnea y despertares nocturnos que aumentan progresivamente en número y generan somnolencia.

Exploración Física
Signos vitales
Frecuencia cardiaca: 88 lpm, Frecuencia respiratoria: 20 rpm, Saturación: 91%, Temperatura: 37°
Tensión arterial: 110/70
Peso: 18 kg.
Talla: 106 cm.
IMC: 16

Paciente despierto, activo, orientado, afebril.
Cabeza: Normocefálica, cabello de implantación normal.
Ojos: Pupilas isocoricas normoreactivas a la luz, escleras anictericas.
Oídos: Conducto auditivo externo permeable, membrana timpánica integra, no se evidencia secreciones ni abombamiento.
Nariz: Presencia de rinorrea hialina.
Boca: Se evidencia respiración bucal, mordida abierta, mucosas orales húmedas, paladar integro, piezas dentales en mal estado.
Orofaringe: No congestiva, se evidencia leve eritema y amígdalas hipertróficas grado III.
Cuello: No se palpan adenopatías.
Corazón: Rítmico, no soplos.
Pulmones: Murmullo vesicular conservado, buena entrada de aire, no ruidos sobreañadidos.
Abdomen: Suave depresible no doloroso a la palpación, ruidos hidroaereos presentes.
Región inguino genital: Sin patología aparente.
Extremidades superiores: fuerza y movimiento conservados, simétricas.
Extremidades inferiores: Simétricas, fuerza y movimiento conservados, no edemas.

1.Lista de problemas
Activos
Nausea
Vómito
Odinofagia
Rinorrea hialina
Ronquidos

Apnea
Inquietud
Somnolencia

Pasivos
Amigadalitis aguda
Otitis media aguda

2.Agrupación sindrómica

Cuadro clínico	Síndrome Respiratorio	Síndrome Gastrointestinal	Síndrome Neurológico
Tos	++		
Nausea		++	
Vómito	+	++	++
Rinorrea	++		
Odinofagia	++	+	
Ronquidos	+		
Apnea	+		
Somnolencia			++

3.Diagnóstico presuntivo
Hipertrofia amigdalar

4.Exámenes complementarios
• Se realiza biometría hemática, química sanguínea con función renal y hepática y coagulograma, los que se encuentran dentro de parámetros normales.

• Radiografía: Rx de cavum donde se observa hipertrofia amigdalina y adenoidea que disminuye el calibre de la vía aérea superior.

• Endoscopia nasal: Presencia de tejido adenoideo obstruyendo la apertura coanal clasificación de cassano grado III.

Diagnóstico Definitivo
Hipertrofia amigdalar

Concepto
La hipertrofia amigdalar se define como el desarrollo desmedido del volumen amigdalino en el que se produce una hipertrofia adenoidea y frecuentemente del anillo linfático de Waldeyer, debido a su relación (Basterra, 2009). Su concepto no incluye necesariamente procesos infecciosos amigdalares, ya que se trata de una hipertrofia sin infección; aun así puede asociarse con procesos crónicos o infecciosos, generando una coexistencia de dos enfermedades (Alegría, 2015).

Epidemiología
Desde el punto de vista epidemiológico la hipertrofia amigdalar se presenta generalmente en niños, es un trastorno común con una prevalencia del 2 al 3% (Ozlem Atan Sahin, 2016) siendo este trastorno más frecuente en pacientes de sexo masculino, además se ha identificado que los niños con síndrome de Down presentan una mayor frecuencia de hipertrofia adenoidea y amigdalina en comparación con la población general. Los problemas de obstrucción de vías aéreas superiores son muy frecuentes, debido a esto la incidencia de amigdalectomía según la severidad de los casos tiene un pico entre los tres y ocho años de edad (Enrique Lamadrid-Bautistaa, 2013).

Fisiopatología
Las adenoides y las amígdalas forman parte del anillo de Waldeyer de tejido linfoide en la orofaringe y la nasofaringe, su localización anatómica representan la primera zona de contacto con el medio externo principalmente con microorganismos y sustancias antigénicas; son la primera línea de defensa contra agresores exógenos, cuya función en si no está bien definida, pero se cree que intervienen en el sistema inmunitario, ya que estos tejidos producen inmunoglobulinas durante los primeros años de vida llegando a tomar un papel de suma importancia en la defensa del organismo frente a las infecciones. Posteriormente se produce su involución en la que se realiza la

sustitución del tejido linfoide por tejido fibroso, aun no se ha definido exactamente la edad a la que la función inmunitaria disminuye (Faraldo García & San Román Rodríguez, 2017).

Figura 1 Corte sagital y medio de la faringe, inervación y topografía

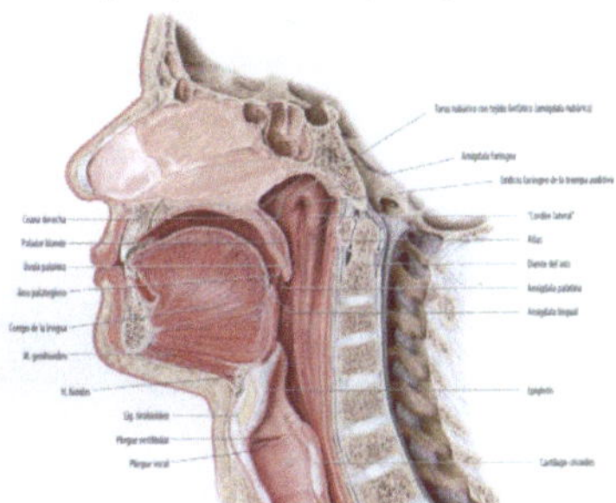

Fuente: Prometheus texto y atlas de anatomía Cuello y órganos internos (M. Schüke, 2006)

La hipertrofia amigdalar puede verse asociada a infecciones del tracto respiratorio superior, estas pueden ser virales y bacterianas como rinosinusitis, amigdalitis, otitis media con derrame a repetición que se pueden observar durante el crecimiento del paciente, por lo que se tiende a tener niveles más bajos de vitamina D, se vuelven más atópicos lo que genera un aumento del tamaño de las amígdalas (Ozlem Atan Sahin, 2016), cabe recalcar que al ser una patología   prevalente en niños, alcanza su punto máximo durante la primera década de la vida, este crecimiento desmedido de las amígdalas puede generar diversos problemas como aumentar la disfunción de la trompa de Eustaquio y la obstrucción de las vías respiratorias superiores que pueden provocar trastornos del sueño (Juliano, 2017), los cuales se pueden ver asociados con la interrupción del crecimiento durante la infancia, debido a una alteración en la secreción nocturna de hormonas, como la hormona del crecimiento y el factor de crecimiento similar a la insulina-1 (IGF-1) (Ayçiçek, 2010).

Métodos Diagnósticos

Para el diagnóstico de la hipertrofia amigdalar, se debe realizar una historia clínica detallada, guiarse en la clínica del paciente y un examen físico en el que se visualice la hipertrofia y se la catalogue según los diferentes sistemas de clasificación, no debe ofrecer dificultad alguna diagnóstica, ya que el diagnóstico diferencial prácticamente no se plantea, excepto con otras afecciones infecciosas o inflamatorias que afecten la amígdala lingual (Basterra, 2009).

Existen varias herramientas para el diagnóstico de la hipertrofia amigdalar y que permiten evaluar las amígdalas como examen con espejo transoral que en ocasiones suele ser dificultoso debido a la anatomía del paciente, videofluoroscopia, rinometría acústica, rinomanometría, prueba de Glatzel que es un test sencillo para medir el grado de permeabilidad nasal, prueba de resistencia nasal y flujo de aire, vista lateral, siendo los más utilizados la radiografía del cuello lateral de cavum y endoscopia nasal; sin embargo la diferencia entre los rayos X y la endoscopia es la falta de estandarización de los rayos X, los efectos de los cambios de posición y el movimiento respiratorio del paciente que pueden provocar un diagnóstico erróneo de hipertrofia (Sarma N, 2019).Tomando en cuenta los diversos métodos de diagnóstico el método más confiable, tolerable y de fácil realización en la hipertrofia adenoidea es la nasofibroendoscopia, y sirve de confirmación diagnóstica y cuantificación, ya que proporciona una vista tridimensional, considerándose el gold standard (C. Le Treut, 2019).

Clasificación o Grados

Las diferentes escalas de clasificación de hipertrofia amigdalar ayudan a identificar, registrar y evidenciar el cambio del tamaño de las amígdalas, debido a que existen diversos sistemas de clasificación puede no ser confiable la comunicación del tamaño de un examinador a otro y el grado de crecimiento. Entre los sistemas de clasificación, las escalas más utilizadas en la actualidad son las escalas de Brodsky y Friedman, siendo la más confiable al intra e interobservador la escala de Brodsky (Divjot S. Kumar, Dianne Valenzuela, & Frederick K. Kozak, 2014).

Escala de Brodsky

La escala de Brodsky clasifica el tamaño de las amígdalas en cuatro grados de dependiendo del porcentaje de la vía aérea orofaríngea que se encuentra ocupada por las amígdalas (Clarke, 2020).

Grados	Puntaje Brodsky
I	Obstrucción orofaríngea $\leq 25\%$
II	Obstrucción 26–50%
III	Obstrucción 51–75%
IV	Obstrucción> 75%

Tabla 1 clasificación de Brodsky de hipertrofia amigdalina en examen orofaríngeo en consulta (J.C. Leclere, 2019)

Escala de Friedman

Valora la posible hipertrofia amigdalar y si el paciente está amigdalectomizado. clasificándola en cinco grados.

Grado 0: Amigdalectomizado.

Grado I: Amigdalas interavélicas que apenas se ven por detrás del pilar anterior.

Grado II: Las amígdalas sobrepasan el pilar anterior.

Grado III: Las amígdalas se extienden hasta las tres cuartas partes de la línea media.

Grado IV: Las amígdalas obstruyen completamente la vía aérea.

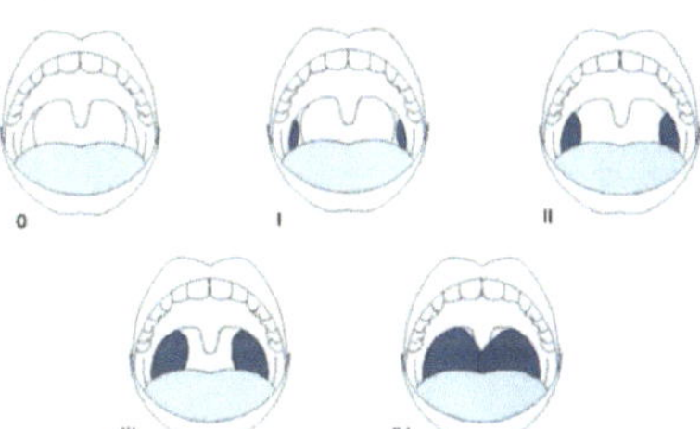

Figura 2 Escala de Friedman (Granell, Conejeros, & Llatas, 2003).

El método endoscópico es el método más fiable para el diagnóstico de hipertrofia adenoidea, para valorar los diferentes grados de aumento del tamaño amigdalar puede semicuantificarse en la puntuación de Cassano.

Grados
I.Tejido adenoideo hasta el cuarto superior de la abertura del coanal
II.Tejido adenoideo hasta la mitad superior de la abertura del coanal
III.Tejido adenoideo hasta el cuarto inferior de la abertura del coanal
IV.Tejido adenoideo hasta el piso coanal

Tabla 2 Clasificación de Cassano de hipertrofia adenoidea en endoscopia despieerta en consulta (J.C. Leclere, 2019)

Manifestaciones Clínicas

La hipertrofia amigdalar generalmente es una patología que se presenta en niños, dependiendo del grado de hipertrofia van a presentar diferentes manifestaciones clínicas   tales como:

Bloqueo de las vías respiratorias nasales que genera una respiración bucal, generalmente se puede identificar al niño con su cara característica, presentando alargamiento facial y ensanchamiento de la raíz nasal, mala oclusión dental; por la obstrucción generada por el aumento del tamaño de las amígdalas y dependiendo de la severidad, el paciente puede presentar rinorrea crónica, rinolalia cerrada, además de crisis de tos matutina o durante la deglución, halitosis, nausea y vómito (Basterra, 2009); además la hipertrofia adenotonsilar   es la causa más común de ronquidos en los niños y dependiendo del grado de obstrucción pueden generar babeo, despertar nocturno, hipopnea y apnea obstructiva real (Mancuso, 2018).

Los trastornos del sueño generados por el aumento desmedido del tamaño de las amígdalas produce restricción del flujo de aire, esto puede generar fatiga, irritabilidad, inquietud, y cefalea por la falta de descanso (Basil J. Zitelli, 2018), que puede generar disminución del crecimiento corporal, además esto puede ir asociado a los problemas de comportamiento (Ayçiçek, 2010), entre los cuales se han podido identificar trastornos por déficit de atención, hiperactividad y trastornos de ansiedad (Erkan Soylu, 2013); sin embargo aunque este trastorno se puede presentar de forma leve, también existen casos severos en los que la obstrucción se mantiene durante un período prolongado de tiempo, sin tratamiento y puede aparecer cor pulmonale (Basil J. Zitelli, 2018).

Manejo Terapéutico
• Tratamiento no Farmacológico
El tratamiento de la hipertrofia amigdalar depende de la sintomatología que presente el paciente, el cual se va a presentar según la severidad de la obstrucción y su duración, por ello en pacientes donde los síntomas sean intermitentes la observación y la espera de la involución espontánea del tejido amigdalino es lo más recomendable (Alegría, 2015).

• Tratamiento Farmacológico
El manejo farmacológico adecuado de la hipertrofia amigdalar debe ser multidisciplinario y debe depender de la necesidad de cada paciente, este puede ser clínico y según su evolución quirúrgico; por tanto el tratamiento se va a basar en la sintomatología que se presente, por ello en pacientes con sintomatología los antiinflamatorios no esteroideos, antipiréticos y lavados nasales con suero fisiológico o agua marina por tres ocasiones o más durante el día para alivio de los síntomas que se presentan como la rinorrea, fiebre o dolor la obstrucción dependiendo el grado de hipertrofia que presente (Faraldo García & San Román Rodríguez, 2017).

El uso de corticoides como el aerosol intranasal furoato de mometasona para mejoría de los síntomas y reducción del tamaño de los adenoides ha resultado efectivo, ya que es una patología de prevalencia pediátrica hay que tomar en cuenta que generalmente están contraindicados en pacientes menores de 2 años de edad (Muhammad Hazim, 2019).

En caso que existan infecciones coexistentes con la hipertrofia de tejidos amigdalinos y adenoidales, la terapia antimicrobiana con B-lactamasa de 2 a 4 semanas, puede provocar una reducción significativa (Basil J. Zitelli, 2018).

• Tratamiento Quirúrgico

En pacientes con persistencia de sintomatología a pesar del tratamiento y que presenten trastornos del sueño se indicará un tratamiento quirúrgico dependiendo de su gravedad, el grado de la obstrucción generada y la afección causada. Se indicara posterior a exámenes complementarios la amigdalectomía, que irá asociada a una adenoidectomía si se confirma su hipertrofia (Alegría, 2015); sin embargo las principales indicaciones de adenoidectomia y amigdalectomia debido a esta patología es la coexistencia de la hipertrofia con infecciones recurrentes amigdalitis, otitis media y absceso periamigdalino (Peter M. Som MD, 2011), para ello existen varias técnicas e instrumentos para su realización como acero frío el cual produce mayor riesgo de sangrado, electrocauterización, ablación por radiofrecuencia, microdebrider y láser (Amal Isaiah).

1. *Alegría, J. B. (2015). Otorrinolaringología y patología cervicofacial. España S.L.U: Elsevier.*

2. *Amal Isaiah MD, D. R. (2020). Manejo de los trastornos respiratorios relacionados con el sueño en niños. En F. y. Michael Friedman, Apnea del sueño y ronquidos (págs. 404-416). Elsevier.*

3. *Ayçiçek, T. A. (2010). Los niños con hipertrofia adenotonsilar tienen niveles más bajos de IGF-1 y grelina que los niños normales. Revista Internacional de Otorrinolaringología Pediátrica, 665-668.*

4. *Basil J. Zitelli, S. C. (2018). Zitelli and Davis' Atlas of Pediatric Physical Diagnosis (Septima ed.). Elsevier.*

5. *Basterra, J. (2009). Tratado de otorrinolaringología y patología cervicofacial. (Vol. 3100). Elsiver.*

6. *C. Le Treut, L. A.-M. (2019). Indicaciones de la adenoidectomía, de la amigdalectomía y de la colocación de drenajes transtimpánicos en la infancia. En Tratado de medicina EMC (Vol. 23, págs. 1-8). Masson SAS.*

7. *Clarke, R. (2020). Otorrinolaringología pediátrica. España: Elsevier.*

8. *Divjot S. Kumar, B., Dianne Valenzuela, B. B., & Frederick K. Kozak, M. F. (2014). La fiabilidad de la clasificación clínica del tamaño de las amígdalas en niños. JAMA Otolaryngol Head Neck Surg., 1034-1037.*

9. *Enrique Lamadrid-Bautistaa, T. G.-R.-P.-O.-J. (2013). Actualidades sobre la amigdalectomía (Vol. 76). Mexico.*

10. *Erkan Soylu, N. N. (2013). Trastornos psiquiátricos y gravedad de los síntomas en pacientes con hipertrofia adenotonsilar antes y después de la adenoamigdalectomía. Revista Internacional de Otorrinolaringología Pediátrica, 1775-1781.*

11. *Faraldo García, A., & San Román Rodríguez, E. (2017). ACTUALIZACIÓN EN OTORRINOLARINGOLOGÍA PEDIÁTRICA. España: Sociedad Gallega de Otorrinolaringología.*

12. *Granell, D. N., Conejeros, J. M., & Llatas, M. c. (2003). TRASTORNOS RESPIRATORIOS DEL SUEÑO . En Sociedad Española de Otorrinolaringología y Patología Cérvico-Facial (págs. 18-23). Valencia.*

13. *J.C. Leclere, R. M. (2019). Guidelines of the French Society of Otorhinolaryngology. Role of the ENT specialist in the diagnosis of childhood obstructive sleep apnea-hypopnea syndrome (OSAHS). Part 1: Interview and physical examination. European Annals of Otorhinolaryngology, Head and Neck Diseases, 301-3015.*

14. *Juliano, C. D. (2017). Imágenes de cabeza y cuello. En M. M. Walters, Radiología pediátrica, Los requisitos (Cuarta ed.). Filadelfia: Elsevier.*

15. *M. Schüke, E. s. (2006). Prometheus texto y atlas de anatomia cuello y organos internos (Vol. 2). Panamericana.*

16. *Mancuso, M. W. (2018). Pediatric Diseases. En R. L. Hines, Stoelting's Anesthesia and Co-Existing Disease (Septima ed., págs. 635-670). Elsevier.*

17. Muhammad Hazim, A. G. (2019). *Mometasone furoate intranasal spray is effective in reducing symptoms and adenoid size in children and adolescents with adenoid hypertrophy. Acta Otorrinolaringológica Española, 70. doi:https://doi.org/10.1016/j.otorri.2019.04.004*

18. Ozlem Atan Sahin, N. K. (2016). *The association of residential mold exposure and adenotonsillar hypertrophy in children living in damp environments. Revista Internacional de Otorrinolaringología Pediátrica, 233-238.*

19. Peter M. Som MD, F. y. (2011). *Head and Neck Imaging (Quinta ed.). St. Louis, Missouri: Mosby.*

20. Sarma N, K. G. (2019). *Comparative Study of Radiograph and Nasal Endoscopy in Diagnosis of Hypertrophied Adenoids. Indian J Otolaryngol Head Neck Surgery, 1793-1795.*

CAPÍTULO 2

NÓDULO TIROIDEO
Tania Elizabeth Caisaguano Rodríguez

Nódulo Tiroideo
Caso Clinico
Paciente femenina de 38 años de edad, casada, ama de casa, procedente de Ambato, residente en Quito, con antecedentes familiares de primer grado de HTA, cáncer gástrico (aparente adenoma gástrico) y DM2.

Niega antecedentes personales de importancia, refiere traumatismo craneoencefálico leve a los 16 años de edad en donde se le realizo tomografía computarizada de cráneo; refiere como antecedentes gineco obstétricos: menarca: 13 años, IVS: 18 años, gestas 3 partos 3 hijos vivos 3, FUM: 10/12/2019, método de planificación familiar: salpinguectomia bilateral, PAP test realizado hace 1 año sin patología aparente; entre sus hábitos no perniciosos se encuentra dieta hipercarbonatada, no balanceada, 3 comidas al día, como hábitos perniciosos refiere: tabaquismo pasivo (esposo fuma 1-2 tabacos al día en el hogar).

Motivo de consulta: Masa en el cuello

Enfermedad actual: Paciente acude a consulta por presencia de masa en el cuello de 2 años de evolución sin causa aparente que ha incrementado de tamaño hace 3 meses, la masa se encuentra localizada en la región anterior del cuello lateralizada hacia la izquierda, niega dolor o síntomas acompañantes.

RAS: Paciente niega pérdida de peso, palpitaciones, caída de cabello, temblor fino en manos, astenia y dolor a nivel cervical.

Exploración física: Al examen físico presenta tensión arterial 104/72 mmHg, FC 68 x´, FR 18x¨, Temperatura axilar 37°C, Saturación 92% aire ambiente, peso 70 kg, talla 158 cm, IMC 28 (sobrepeso). Consciente, orientada en tiempo, espacio y persona, cooperadora, afebril, mucosas orales hidratadas, conjuntivas rosadas, anicterica. Normo cefálica, cuello tiroides 0B, a la palpación presencia de masa de 2 cm por 1.5cm a la palpación, la masa se encuentra ubicada en el lado izquierdo de la tiroides, de consistencia blanda, no dolorosa a la palpación, móvil, bordes regulares, desplazable. No se auscultan soplos a nivel de pulsos carotideos bilaterales, no se palpan adenomegalias en región cervical ni tórax. Tórax, abdomen, región pélvica, extremidades y sistema neurológico sin patología aparente.

Quimica sanguínea: glucosa 84 mg/dL, BUN 8 mg/dL, creatinina 0,74 mg/dL, K 4 meq/L, Na 135 meq/L, Cl 112 meq/L, BT 0,9 mg/dL, TGP 22 UI, TGO 30 UI,   FA 78 UI, GGT 30, TP 10,2 seg, INR 1,2, Albumina 4, 3 mg/dL, TSH 2.52 uUl/ml, T3 libre 3,75 pg/mL, T4 libre 0,938 ng/dL, Colesterol 220 mg/dL HDL 51 mg/dL, LDL 151 mg/dL, Trigliceridos 230 mg/dL.

Ecografía: Tiroides en corte longitudinal, globoso aumentado de tamaño en lóbulo izquierdo, parénquima hipoecogenico, homogeno, con nódulo solido isoecogenico con respecto a la tiroides de 2 cm por 2 cm (volumen de   cm3) en la porción superior izquierda de la glándula, características ecográficas asociadas a benignidad, no se evidencia adenopatías cervicales (bien limitado, bordes regulares y ausencia de microcalcificaciones).

Se solicita biopsia por PAF a nivel de mayor complejidad.

Lista de factores de riesgo
- Edad 38 años
- Antecedentes familiares de primer grado de HTA, cáncer gástrico (aparente adenoma gástrico) y DM2
- Exposición a radiación: traumatismo craneoencefálico leve a los 16 años de edad en donde se le realizo tomografía computarizada de cráneo
- Dieta hipercarbonatada
- Fumadora pasiva

Lista de problemas
- Antecedente de radiación
- Sobrepeso
- Masa en cuello

Diagnósticos
- Nódulo tiroideo
- Sobrepeso
- Hiperlipidemia mixta

Caso Clinico Orientado a Aprendizaje Basado en Problemas
Nódulo tiroideo

EL nódulo tiroideo se define como una lesión intratiroidea distinta al parénquima que lo contiene (Roman, 2013), es una patología frecuente en la práctica clínica que en su gran mayoría es benigna sin embrago se debe descartar un proceso neoplásico, su prevalencia aumenta con el sexo femenino, edad, exposición a radiaciones y déficit de yodo (Martínez, G., & Cols., 2018).

Se producen aproximadamente entre el 4 al 7% de la población, de los cuales solo el 8 al 16% presentan cáncer de tiroides (Burman, 2015). Por palpación se detecta en adultos entre el 4 – 8 % de adultos, según estudios ecográficos del 20-67% en población aleatoria y hasta un 50% de prevalencia en estudios de necropsia (Martínez, G., & Cols., 2018).

Según un estudio realizado por Knudsen y colaboradores se evidencio que los factores de riesgo asociados al desarrollo de nódulos tiroideos son: sexo femenino, edad avanzada, tabaquismo, según otros autores también se cita la historia de irradiación a la cabeza y cuello, deficiencia de yodo, multiparidad y embarazo (Roman, 2013).

Fisiopatología

El aumento de la tiroides se debe a principalmente a: estimulación, inflamación o infiltración.

- **Estimulación:** El principal estimulo esta aportado por la hormona tirotropina TSH, que causan tanto hiperplasia como hipertrofia, la misma que actúa a través de dos vías intracelulares: adenilciclasa y fosolipasa C; además se ha identificado que el receptor tiene actividad intrinseca, lo que explica el crecimiento incontrolado en los cáncer y nódulos tiroideos (Roman, 2013).

Además se ha observado que la disminución de la actividad de los genes supresores puede producir un crecimiento tiroideo anormal (Martínez, G., & Cols., 2018).

Otros factores que se han identificado como estimulantes en el crecimiento tiroideo son:

tiroideo son: gonadotropina corionica humana, hormona de crecimiento, hormona lutéinizante, factores de crecimiento epidérmico, factor de crecimiento de fibroblastos, IGF-I, factor de crecimiento de transformación alfa y citoquinas (Martínez, G., & Cols., 2018).

El aporte agudo excesivo de yodo condiciona la respuesta de la tiroides a estimulos tróficos produciondo el efecto de Wolff-Chaikofff: que inhibe la organización de yodo y se evita la formación de grandes cantiades de hormonas tiroideas, mediante un mecanismo no explicado, que probablemente se da por la inhibicón de mRNA de la peroxidadasa tiroidea y síntesis de tiroglobulina; después de días de da el "fenómeno de escape" por el que se restaura la síntesis normal de hormonas tiroideas (Hermoso, 2016)

- **Inflamación:** Por lo general causada por una tirodiopatia autoinmune siendo más frecuente de bocio en la infancia en ausencia de deficir de yodo (Hermoso, 2016).

- **Infiltración:** En diferentes enfermedades infiltrativas y metabólicas puede haber aumento del tamaño de la tiroides por infiltracipon celular (leucemias) o deositos de sustacias anormales (amiloidosis, cistinosis) (Hermoso, 2016).

Historia clínica dirigida a la sospecha diagnostica
Una anamnesis apropiada nos permite relacionar la patología con los factores de riesgo sobre todo los de mayor importancia, en los antecedentes las preguntas dirigidas deberían ir hacia los antecedentes de:
- Irradiación de cabeza y cuello antes de los 15-18 años
- Antecedentes familiares de cáncer de tiroides (en un familiar de primer grado se asocia a mayor riesgo de malignidad), cáncer de colón o mama (descartar Sd. Codwen), presencia de nódulos o macrócefalia.
- Linfadenopatia cervical
- Parálisis de cuerdas vocales ronquera
- Nódulo fijo al tejido circundante (Shrikant, 2016) (Burman, 2015).

Sobre los signos o síntomas en su gran mayoría son asintomáticos, sin embrago debemos indagar en signos que a veces pasan por desapercibidos que podrían llevar una sospecha de malignidad que son:

el inicio reciente de ronquera que nos indicaría una invasión tumoral a nivel del nervio laríngeo recurrente, así como la disfagia o dolor a nivel cervical nos podría sugerir la presencia de un nódulo maligno; sin embrago el diagnóstico definitivo será dado por las características de la celularidad del tejido observado en la biopsia (Burman, 2015).

Se ha identificado que la edad menor a 45 años y la presencia de disfonía, disfagia y disnea tienen una asociación específica con malignidad, sin embargo son signos poco sensibles (Roman, 2013).

Examen Físico
Al realizar el examen físico debemos evaluar al paciente de manera integral teniendo énfasis en tiroides, cuello lateral y central, adenopatías supraclaviculares y submandibulares (Burman, 2015). Además se debe hacer una inspección minuciosa en busca de signos de enfermedad tiroidea como oftalmopatía, bocio, etc (Roman, 2013).

Al identificar el nódulo tiroideo se debe evaluar:
- Tiempo de evolución
- Numero: único (solitario) o multinodular
- Localización (los nódulos menores de 1 cm y localizados posteriormente pueden ser difíciles de palpar).
- Tamaño: los mayores a 1 cm son palpables
- Consistencia
- Bordes
- Adherencia a planos profundos
- Dolor

Se debe evaluar las cadenas ganglionares, teniendo en predominancia las cervicales; los ganglios cervicales grandes y firmes ipsilaterales al nódulo pueden sugerir metástasis locales por cáncer de tiroides (Martínez, G., & Cols., 2018).

Métodos diagnósticos
Estudios de laboratorio
Niveles TSH séricos

Los niveles séricos de TSH deben ser evaluados de manera rutinaría en cualquier paciente que presente algún nódulo tiroideo, si los valores se encuentran:
- Normales: no se precisa determinación de T3 y T4 libres
- Bajo los límites de la normalidad o son indetectables sugieren un nódulo hipercaptante, por lo que se sugiere realizar una gamagrafía.
- Altos sugieren la valoración de T4 y anticuerpos de peroxidasa tirodea o tiroglobulina, los valores altos de TSH se encuentran asociados con un mayor riesgo o estadio de malignidad (Shrikant, 2016).

Calcitonina Sérica

La calcitonina es un buen marcador de hiperplasia de células C por lo que varios autores han sugerido la valoración de calcitonina sérica para la detección temprana de carcinoma medular de tiroides, sin embargo no es una evidencia clara ni recomendado por la American Thyroid Association (ATA) (Burman, 2015).

La hipercalcemia, hipergastrinemia, tumores neuroendrocrinos, insuficiencia renal, carcinoma tiroideos foliculares y papilares, bocio tiroideo y la tiroiditis autoinmune crónica pueden causar falsos positivos (Shrikant, 2016).

Estudios de imagen

Todos los pacientes deben ser sometidos a una ecografía de tiroides para identificar el número de nódulos, las características y la presencia de linfadenopatias cervicales.

Ecografía

A pesar de que las características ecográficas no permiten diferenciar con certeza entre un nódulo benigno y uno maligno existen ciertas características asociadas a la benignidad que son:
- Aspecto quístico
- Márgenes bien definidos y nítidos
- Halo periférico
- Artefactos en cola de cometa
- Diámetro anteroposterior menor que el transverso

Las características ecográficas que sugieren malignidad son:
 • Nódulo solido hipoecogenico o marcadamente hipoecogenico
 • Signo del halo ausente
 • Bordes irregulares
 • Microlobulados o especulados
 • Microcalcificaciones
 • Diámetro más alto que ancho en una medición transversal
 • Vascularidad aumentada

Las imágenes por resonancia magnética o tomografía computarizada no se solicitan de manera rutinaria excepto si se presentara alguna característica de cáncer de tiroides agresivo (Burman, 2015).

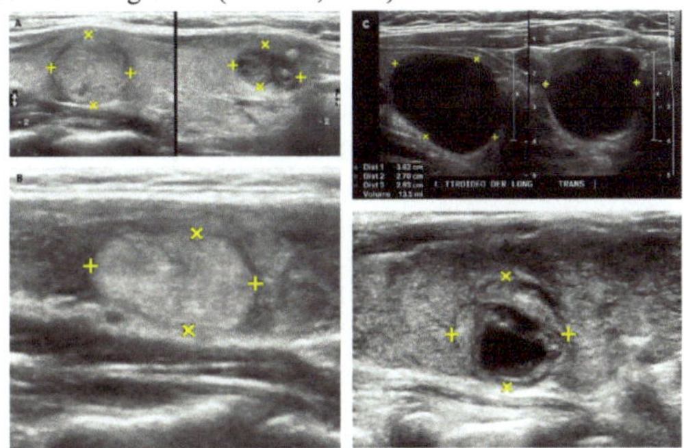

Recuperado de: Lobo, Maite. (2018). Ecografía de tiroides. Revista Médica Clínica Las Condes. https://www.elsevier.es/es-revista-revista-medica-clinica-las-condes-202-articulo-ecografia-tiroides-S071686401830083X

Biopsia por aspiración con aguja fina
Se recomienda en:
 • Nódulos mayores a 1 cm o más en la dimensión más grande que tenga características sugestivas de malignidad altas o moderadas.
 • Nódulos de 1.5 cm o más que tengan un patrón sugestivo de baja sospecha en la ecografía.

- Nódulos de 2 cm o más que tenga un patrón de muy baja sospecha en la ecografía (Burman, 2015).

Ganglios cervicales con sospecha de malignidad
Las muestras obtenidas van a ser evaluadas por un patólogo y reportadas según la clasificación de Bethesda.

Hallazgos
- **No diagnósticos:** La muestra no presenta la extensión de al menos 6 grupos con 10 células foliculares cada uno dispuestos en una sola capa. Se recomienda repetir dentro de 1 a 2 meses
- **Benigno:** Representa el 54 al 74% de diagnostico (Martínez, G., & Cols., 2018), no requiere repetir una aspiración a lo menos que presente un aumento del tamaño o aumento de la adenopatía cervical. Hay que tomar en cuenta la probabilidad de falsos positivos que ocurren en un 11,7% en nódulos mayores a 3 cm y 4,8% en nódulos menores a 3 cm.
- **Atipia indeterminada:** Representa entre el 2 al 18% de diagnosticos, es importante conocer el riesgo de malignidad para decidir acción a seguir.
- **Neoplasia folicular:** Representa entre el 1 al 25% de diagnosticos, son proliferaciones foliculares con escaso o ausencia de coloide.
- **Malignos o sospechosos de malignidad:** tienen una probabilidad del 94 al 100% y 53 al 97% respectivamente de ser malignos, usualmente un cáncer papilar de tiroides (Burman, 2015).

Riesgo de cáncer según categorías diagnosticas del nódulo tiroideo

Diagnostico Bethesda 2009	% Riesgo de cáncer
No diagnostico	20 (9 – 32)
Benigno	2.5 (1 – 10)
Atipia indeterminada	14 (6 – 48)
Neoplasia folicular o sospechoso para neoplasia folicular	25 (14 – 34)
Sospechoso de malignidad	70 (53 – 97)
Maligno	99 (94 – 100)

Recuperado de: Burman, T (2015). Thyroid Nodules. Recuperado el 10 de 02 de 2020, de New England Journal of Medicine: https://www.nejm.org/doi/full/10.1056/NEJMcp1415786

Actitud clínica según diagnostico citológico

Diagnostico Bethesda 2009	Manejo clínico
No diagnostico	Repetir PAAF
Benigno	Seguimiento clínico
Atipia indeterminada	Correlación clinica: - Repetir PAAF - Lobectomia quirúrgica en caso de características clínicas/ecográficas de malignidad
Neoplasia folicular o sospechoso para neoplasia folicular	Lobectomia quirúrgica
Sospechoso de malignidad	Tiroidectomia total o lobectomía quirúrgica
Maligno	Tiroidectomia total

Criterios de Cirugía
Según Criterios Citológicos:
- Citología maligna
- Sospecha de malignidad
- Neoplasia folicular/sospecha de neoplasia folicular
- Atipia o lecion folicular de significado indeterminado (Martínez, G., & Cols., 2018).

Según Tamaño:
- Bocio benigno voluminoso y/o crecimiento intratoracico (presencia de síntomas disfagia, disnea, atragantamiento) (Martínez, G., & Cols., 2018).
- Nódulo benigno mayor de 3 a 4 cm: se recomienda hemitiroidectomia
- Crecimiento progresivo de un nódulo benigno: tras realiza nueva PAAF la misma que indique benignidad (Martínez, G., & Cols., 2018).

Según Otros Criterios:
- Síntomas compresivos: disfagia, disfonía o disnea
- Preferencia estética o cancerofobia (Martínez, G., & Cols., 2018).

1.Burman, K. &. (10 de 12 de 2015). *Thyroid Nodules. Recuperado el 10 de 02 de 2020, de New England Journal of Medicine: https://www.nejm.org/doi/full/ 10.1056/NEJMcp1415786*

2.Hermoso, F. &. (2016). *Bocio y nodulo tiroideo. Recuperado el 11 de 02 de 2020, de Sociedad Española de Endocriologia Pediatrica: https://www.seep.es/images/ site/publicaciones/oficialesSEEP/consenso/cap16.pdf*

3.Lobo, M. (2018). *Ecografía de tiroides. Recuperado el 11 de 02 de 2020, de Revista Médica Clínica Las Condes.: https://www.elsevier.es/es-revista-revista-medica-clinica-las-condes-202-articulo-ecografia-tiroides-S071686401830083X*

4.Martínez, G., & Cols. (2018). *Recomendaciones para el Diagnóstico, Tratamiento y Seguimiento del NÓDULO TIROIDEO. Recuperado el 10 de 02 de 2020, de SAEDYN: https://www.saedyn.es/wp-content/uploads/2018/04/GDV-Libro-No%CC%81dulo-Tiroideo-SAEDYN-DEFINITIVO.pdf*

5.Roman, A. &. (06 de 2013). *Nódulo tiroideo, enfoque y manejo. Revisión de la literatura. Recuperado el 11 de 02 de 2020, de http://www.scielo.org.co/pdf/iat/ v26n2/v26n2a08.pdf*

6.Shrikant, T. &. (2016). *Thyroid nodule update on diagnosis and management. doi:10.1186/s40842-016-0035-7*

CAPÍTULO 3

TENOSINOVITIS ESTENOSANTE
Cristian Hernán Caisaguano Rodríguez

Tenosinovitis Estenosante
Caso Clínico
Motivo de consulta: Dolor en articulación metacarpofalángica de primer dedo de mano derecha.

Enfermedad actual: Paciente acude a consulta por presentar desde hace 3 años dificultad progresiva de movilidad de primer dedo de mano derecha hasta llegar a la inmovilidad sin mejoría a pesar de tratamientos farmacológicos y no farmacológicos : Uso de AINES, Corticoides Locales y fisioterapia.

RAS: Paciente refiere sensación de debilidad y síntomas de ansiedad y depresión.

Exploración física: Paciente consciente,orientado en las tres esferas, hidratado, afebril.

En primer dedo se evalúa articulación metacarpofalángica: Abducción (RN: 0-25 grados) 10 grados, aduccion (RN: 20-0 grados) 15 grados, flexión (RN:0-90 grados) 35 grados, extensión (RN 0-30 grados) -20 grados. A la palpación se evidencia dolor a la compresión y a la extensión forzada.

Signos vitales: Presenta tensión arterial 140/80 mmHg, FC 78 x´, FR 16x¨, Temperatura axilar 36,5°C, Saturación 98% aire ambiente, peso 70 kg, talla 160 cm, IMC 28 (sobrepeso).

Exámenes Complementarios
• **Biometria hemática:** Hb 16,1 g/dL , Hcto: 49,4%, VCM 89,7 fl, HCM 29,2 pg, CHCM 32,6 g/dL,   Leucocitos 5.8 K/ul, Neutrofilos 67,3% Linfocitos 25,2%, Monocitos 4,6%, Eosinofilos 2,8%, Neutrófilos absolutos 3.90 uL, Monocitos absolutos 0,27 uL, plaquetas 18,1 x 1000/mm3.

• **Química Sanguínea:** Glucosa 84 mg/dL, BUN 8 mg/dL, creatinina 0,74 mg/dL, K 4 meq/L, Na 135 meq/L, Cl 112 meq/L, BT 0,9 mg/dL, TGP 22 UI, TGO 30 UI,   FA 78 UI, GGT 30, TP 10,2 seg, INR 1,2, Albumina

4, 3 mg/dL, TSH 2.52 uUl/ml, T3 libre 3,75 pg/mL, T4 libre 0,938 ng/dL, Colesterol 220 mg/dL HDL 51 mg/dL, LDL 151 mg/dL, Trigliceridos 230 mg/dL.

Radiografía: Se descarta fracturas o imágenes radiopacas que evidencien presencia de tejido calcificado.

Ecografía Osteomuscular: En partes blandas de primer dedo se aprecia tendones flexores con presencia de imagen hipoecogènica peritendinosa a nivel de polea en donde miden aproximadamente 4 mm con pèrdida de la funcionalidad para la flexiòn al momento.

Lista de factores de riesgo
• Edad 66 años
• Ocupación: Quehaceres Domésticos
• Antecedentes familiares
• Realización de actividades físicas repetitivas
• Dieta hipercarbonatada
• Fumadora pasiva

Lista de problemas:
• Dolor
• Inmovilidad de articulación metacarpo falángica proximal del primer dedo
  mano derecha.
• Ansiedad
• Depresión

Diagnósticos:
• Tenosinovitis estenosante
• Sobrepeso
• Ansiedad
• Depresión

Caso Clínico Orientado a Aprendizaje Basado en Problemas
Tenosinovitis estenosante
El dedo en gatillo/resorte (tenosinovitis estenosante) es una tendinitis

El dedo en gatillo/resorte (tenosinovitis estenosante) es una tendinitis provocada por un deslizamiento tendinoso deteriorado a nivel de la polea digital A1, la fisiopatología es descrita por un proceso fibrótico intrasustancia de los tendones flexores. Lo cual provoca dolor palmar relacionado con actividades de agarre, además se presenta un bloqueo o disminución del rango de movimiento. Afecta más a mujeres con una probabilidad 6 veces más a desarrollar que los hombres, siendo más prevalente a los 60 años de edad. Está asociada a múltiples situaciones (tareas ocupacionales repetitivas, afecciones inflamatorias, enfermedades sistémicas).

El tratamiento conservador se basa en reposo, analgésicos, corticoides y medidas de inmovilización . Con una valoración aplicando la escala de Wolfe o Quinnell en donde los síntomas son significativos y/o después de 1 mes de tratamiento conservador el grupo europeo HAND GUIDE recomienda intervención quirúrgica (3).

Historia clínica dirigida a la sospecha diagnóstica
Una anamnesis apropiada nos permite relacionar la patología de forma directa para descartar un proceso maligno. Por lo general la patologia se encuentra más orientada a personas que realizan trabajos en donde los dedos están expuestos a acciones repetitivas. Además de interrogar sobre comorbilidades que modificaran el manejo de la patologia, descritos en diferentes algoritmos de manejo.

Examen Físico
Se valorará los arcos de movilidad para estadificar la patología. Existen varias escalas: Wolfe, Quinnell, Green.

Clasificación de Green	
Grado 1	Dolor palmar, presencia de rigidez en polea A1.
Grado 2	Atrapamiento digital
Grado 3	Bloqueo del movimiento pero corregible
Grado 4	Bloqueo fijo no corregible

Estudios de imagen: Todos los pacientes deben ser sometidos a una radiografía, ecografía.

Logaritmo de Manejo

Existen varios algoritmos de manejo,   se revisa datos de la Asociación Americana de Cirujanos Ortopedistas (AAOS).

- Conservador: Se indica inmovilización por 6 semanas más uso de AINES como tratamiento de primera línea, con una resolución en casos del 40% al 97%. Como segundo escalón el uso de inyecciones de corticosteroides con una resolución del 60 al 90%.
- Cirugía: Se indica desbridamiento de la polea A1 en casos de fallo en el tratamiento conservador, tenosinovitis estenosante recurrente, artritis reumatoidea, y en casos pediátricos con la presencia de nódulos de Notta. Con una resolución mayor del 90%.

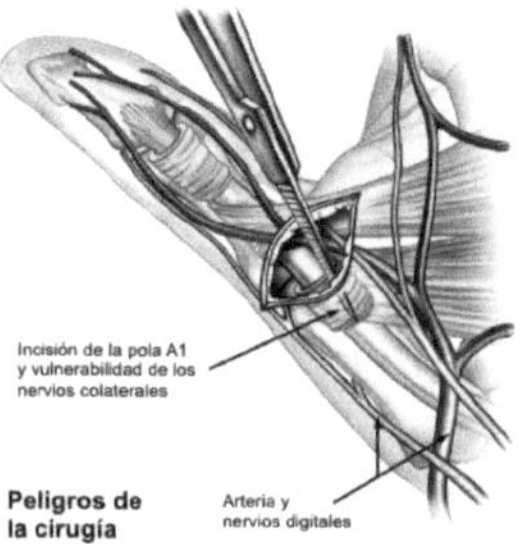

Discusión

El dedo en gatillo es una patología la cual tiene una recomendación de tratamiento según el grado de la patología considerando la movilidad o falta de la misma. Siendo un importante recurso su estadificación mediante diferentes escalas. En nuestro país Ecuador no hay una guia institucional sobre recomendaciones para su tratamiento. Es necesario tener en cuenta que existen múltiples estudios donde los pacientes con una grado 3 en la Escala de Wolfe necesitan el uso de corticoides inyectables los cuales tiene una eficacia entre el 30 a   70% para resolución del caso(1,2). De ahí la importancia a futuro de estudiar el procedimiento y realizar un estudio comparativo de casos reportados para tomar en cuenta el procedimiento quirúrgico como a largo plazo el tratamiento de primera línea en estadificaciones mayores a 3, debido a que se lo podría estudiar como un procedimiento menor pero de realización solo para especialistas (traumatologia y cirugia plastica) y creación de una guía para esta patología.

BIBLIOGRAFÍA

1.DynaMed [Internet]. Ipswich (MA): Servicios de información de EBSCO. 1995 -. Registro No. 114490, del disparador dedo (estenosante tenosinovitis) en adultos ; [actualizado el 30 de noviembre de 2018]. Disponible en http://www.dynamed.com/login.aspx?direct=true&site=DynaMed&id=114490.

2.Orthobullets [Internet] Trigger finger: [revisado el 07 de agosto de 2019]. Disponible en: https://www.orthobullets.com/hand/6027/trigger-finger

3.Kerrigan Carolyn and Stanwix Matthew. (2009)Using Evidence to Minimize the Cost of Trigger Finger Care. Journal of Hand Surgery, Volume 34, Issue 6, 997 - 1005

CAPÍTULO 4

COLELITIASIS
Jeannette Alexandra Mallitasig Morocho

Caso Clínico
Datos de Filiación
Paciente Femenina de 42 años de edad, nacida en Cayambe y residente en Olmedo, casada, indígena, analfabeta, ocupación ama de casa, diestra, religión católica, grupo sanguíneo O Rh +.

Antecedentes patológicos personales: No refiere
Antecedentes patológicos quirúrgicos: Dos cesáreas anteriores, cirugía para oclusión tubárica bilateral.
Antecedentes gineco-obstétricos: Gestas: 4, Abortos: 2, Partos: 0, Cesárea: 2; Hijos Vivos: 2
Antecedentes patológicos familiares: No refiere

Hábitos
Alimentación: 3 veces al día
Micción: 3 veces al día
Deposición: 1 veces al día
Tabaco: niega
Alcohol: niega

Motivo de Consulta
Dolor abdominal

Enfermedad Actual
Paciente refiere que hace 5 días aproximadamente presenta dolor abdominal tipo cólico de moderada intensidad como causa aparente tras la ingesta de comida grasosa, que se localiza en hipocondrio derecho por lo que acude a facultativo donde indican analgesia y envían a su domicilio; hace aproximadamente 8 horas cuadro se intensifica con dolor abdominal   EVA 9/10 no tolera alimentos por vía oral acompañado de nauseas que llega al vómito por una ocasión, alza térmica no cuantificada e ictericia conjuntival por lo que acude a esta casa de salud.

Exploración Física
TA: 110/70, FC: 56xmin, FR: 18xmin, STO2: 97%, T: 35.90C, P: 72 KG, T: 1.60 m, IMC: 28.12

Paciente consciente orientado hidratado, afebril
Conjuntivas pálidas y escleras ictéricas
Mucosas orales semihúmedas
Corazón: ruidos cardiacos rítmicos no soplos
Pulmones: murmullo vesicular conservado no ruido sobreañadidos
Abdomen: suave depresible doloroso en hipocondrio derecho, Murphy
positivo Ruidos Hidroaéreos presentes.

Exámenes complementarios
Biometría Hemática: WBC   6.4 10'3/uL, LYM%   28.9, MON% 9.3,
GRA%   71.8, HGB: 14 g/dl, HCT: 46.1 % , MCV   101.2 Fl, MCH
25.7 pg, MCHC 31.9 g/d, PLT 151   10'3/Ul.

Perfil Hepático/ Enzimas: TGO/AST   63 U/L, TGP/ALT 51 U/L, B. Total
2.8 mg/dl, B. Directa 0.76 mg/dl, B. Indirecta 2 mg/dl, PCR   17.75 mg/L,
Fosfatasa Alcalina 57 U/L, Amilasa 80   U/L, Lipasa 28.1 U/L

Ecografia Abdominal
Reporta: Hígado homogéneo, estructura normal, no existen quistes ni
nódulos. No dilatación de vías biliares. Vesícula de paredes engrosadas de 5
mm de espesor, contiene múltiples cálculos de 8 a 13 mm. Vena porta, vena
cava inferior y venas supra hepáticas de permeabilidad y calibre adecuados.

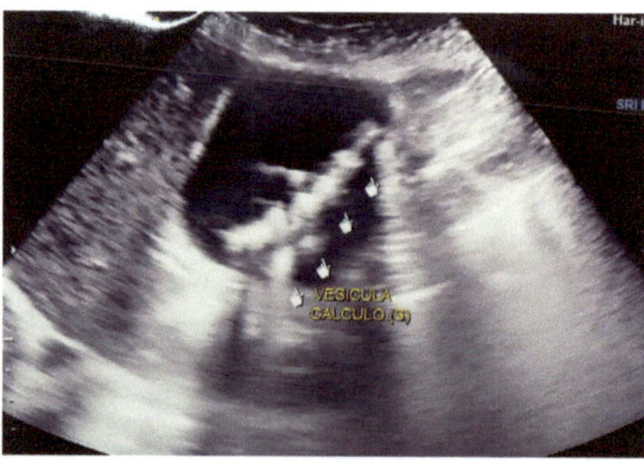

Lista de Problemas
• Dolor abdominal
• Vomito
• Ictericia conjuntival
• Ecografía se evidencia vesícula de paredes engrosadas de 5 mm de espesor, contiene múltiples cálculos de 8 a 13 mm

Tabla 1. Análisis de resultados de laboratorio del caso clínico.

Perfil Hepático			
Parámetros	Valor del paciente	Valor referencia	Observación
TGO	63 U/L	5 – 40 U/L	Se encuentra elevado
TGP	51 U/L	7 – 56 U/L	En parámetro normales
BILIRRUBINA TOTAL	2.8 mg/dl	0.3 – 1 mg/dl	Se encuentra elevado
BILIRRUBINA DIRECTA	0.76 mg/dl	0 - 0.3 mg/dl	Se encuentra elevado
BILIRRUBINA INDIRECTA	2 mg/dl	0.1 – 0.5 mg/dl	Se encuentra elevado
FOSFATASA ALCALINA	57 U/L	30 – 140 U/L	En parámetro normales
AMILASA	80 U/L	60 – 80 U/L	En parámetro normales
LIPASA	28.1 U/L	10 – 140 U/L	En parámetro normales
Serología			
PCR	17.75 mg/L	< 10 mg/dl	Se encuentra elevada

Tabla 2. Diagnostico diferencial del síndrome ictérico.

Síndrome Ictérico	
Causas Hepáticas	**Causas Poshepáticas**
Trastornos hereditarios de la excreción	Patología de la vía
Por lesión hepatocelular	biliar
Por colestasis intrahepáticas	

El cuadro clínico que presenta el paciente sospechamos de una patología de la vía biliar, en el siguiente cuadro detallamos las diversas etiologías que pueden ser.

Tabla 3. Diagnostico diferencial de patología de la vía biliar

Patología de la Vía Biliar			
Patología de Origen Litiásica	**Patología de Origen No Litiásica**	**Patología de Origen Tumoral**	
Colelitiasis Colecistitis Coledocolitiasis Colangitis	Discinesia biliar Desorden funcional de la vesícula Disfunción del esfínter de oddi	**Benignos** Pólipos Colesterolosis Adenomiomatosis	**Malignos** Colangiocarcinoma Tumores de la papila de váter – Ampuloma

EL caso clínico del paciente se trata de una patología de la vía biliar de origen litiásica. Por la clínica es compatible y el reporte de la ecografía de vía biliares.

Tabla 4. Diagnostico diferencial de la patología de origen litiásico.

Patología de Origen Litiásica				
	Colelitiasis	Colecistitis	Coledocolitiasis	Colangitis
Característica clínica	Dolor en hipocondrio derecho + nausea + vomito	Dolor en el hipocondrio derecho demás 6 horas de evolución + Fiebre + Murphy Positivo	Dolor en Hipocondrio derecho + ictericia	Pentada de Reynolds (Ictericia, Hipotensión, Alteración mental, Dolor abdominal, fiebre)
Característica ecográfica	Presencia de litios intravesiculares, No hay inflamación de la vesícula.	Inflamación de la pared vesicular mayor a 6 mm + Murphy ecográfico (+)	Se caracteriza por colédoco dilatado mayor a 6mm	Colédoco dilatado 6 mm
Laboratorio	Sin alteración	Leucocitosis	Elevación predominante FA y BT. Elevación menor AST, ALT	Elevación predominante FA y BT. Elevación menor AST, ALT Leucocitosis
Comparación con el listado de problemas de nuestro caso clínico es compatible	+++	++	-	-

Diagnóstico Definitivo
Colelitiasis CIE 10 (K80)

Colelitiasis
Concepto
Colelitiasis: es la presencia de uno o varios cálculos (litos) en la vesícula biliar siendo más frecuente en mujeres en relación 2:1 y partir de los 65 años de edad. (Garcia Avila M, 2010)

La mayoría de los casos son asintomáticos no obstante es una de las principales causas de consulta en los servicios de emergencia como en el de consulta externa, se presenta en el 5- 20 % y su tratamiento colecistectomía es uno de los procedimientos quirúrgicos más habituales. (Siddiqui, 2018)

Su diagnóstico es imprevisto siendo el cólico biliar es la manifestación clínica más frecuente del 70 al 80% de los casos (Almora Ceramides, 2012)

Epidemiología
Presente en el 10% de la población a nivel mundial, en países de latinoamericanos han registrado la prevalencia de colelitiasis, entre ellos tenemos a Chile donde reporta que la patología afecta a un 44% de las mujeres y un 25% de los varones mayores de 20 años de edad; mientras que en centro América y México reportan un 14.3% de pacientes con colelitiasis, de los cuales presentan 20% cólico biliar y de estos un 5 a 20% aproximado desarrollaran colecistitis aguda por año. (Gaitán, 2014)

Fisiopatología
La bilis está compuesta por agua, electrolitos, sales biliares (colato, quenodesoxicolato) proteínas (albumina, proteínas especificas del hígado, IgA), lípidos (colesterol y fosfolípidos) y pigmentos biliares; que provienen del hígado. La bilirrubina es el pigmento más importante de la bilis puede encontrarse de forma conjugada, no conjugada y libre. (Chen Y, 2015)

Diariamente secretamos de 700 a 1200 ml de bilis y es almacenada en la vesícula biliar allí se concentra debido a la absorción de agua, sodio y cloruro. La capacidad total de la vesícula biliar es de 30-60 ml almacenando el producto 12 horas de secreción hepática (Almora Ceramides, 2012)

Los cálculos biliares se producen por un cambio físico de la bilis, debido al aumento del colesterol generando que pase de una solución insaturada a saturada, por lo que los elementos solidos se precipitan. (Almora Ceramides, 2012)

Tabla 5: Principales factores Fisiopatológicos

Principales Factores Fisiopatológicos
Sobresaturación del colesterol en la bilis
Nucleación del colesterol en la bilis
Hipomotilidad vesicular

Recuperado de: (Almora Ceramides, 2012

Tabla 6. Factores de riesgo para la formación de cálculos en la vía biliar.

Factores de riesgo para la formación de cálculos	
Edad	Mayor de 40 años
Índice de masa corporal	Obesidad
Paciente en edad fértil	Pacientes multíparas
Fármacos	Fibratos, estrógenos, progesterona, ceftriaxona
Etnia	Indígenas nativos de América
Género	Femenino
Hiperalimentación	Nutrición parenteral total, Ayuno prolongado

Métodos Diagnósticos

Debido a que no todos los casos de colelitiasis son sintomáticos, la exploración física es normal y solo cuando presenta el cólico biliar, se solicita exámenes para realizar llegar al diagnóstico definitivo.

Tabla 7. Comparación de los métodos diagnósticos de la colelitiasis.

Métodos Diagnostico		
Examen físico + Anamnesis	Exámenes de laboratorio	Exámenes de Imagen
Nos guiara a la sospecha diagnóstica.	No existe pruebas específicas, se la utiliza para descartar otras patologías.	La ecografía de vías biliares nos permitirá analizar si existe alteraciones anatómicas. La centellografía biliar es el estándar de oro para analizar el funcionamiento normal de las vías biliares. La Tomografía Axial Computarizada se utilizará para identificar complicaciones.

Al realizar la exploración física signo de "Murphy" es altamente especifico de un 76 a 96% pero pobremente sensible 50 a 65%, puede presentarse en colecistitis aguda pero su ausencia tampoco debe descartar esta patología.

Es imprescindible realizar el diagnóstico diferencial úlcera péptica, reflujo gastroesofágico, dispepsia no ulcerosa, colon irritable y hepatitis. (JARAMILLO, 2009)

Manifestaciones Clínicas

El síntoma más característico es el dolor abdominal en el cuadrante superior derecho, el cual es constante y se caracteriza por aumentar de intensidad desde los primeros 30 minutos y lo general dura de 1 a 5 horas.

Al inicio se localiza en el cuadrante superior derecho y a menudo se irradia a la parte superior derecha de la espalda o entre las escápulas.

El dolor se caracteriza por ser muy intenso su presentación de inicio súbito, intermitente, por lo común durante la noche o después de ingerir una comida grasosa.

El cuadro con frecuencia se acompaña de náuseas y vómitos. (Jerusalén, 2012)

Tabla 8 Características de la colelitiasis y la colecistitis litiásica.

	Colelitiasis	Colecistitis Litiasica
Tiempo	<6HORAS	6-24HORAS
Tipo de Dolor	Visceral	Parietal
Obstruccion	Parcial	Calculo Enclavado
Examen Fisico	MURPHY-	MURPHY+

Manejo Terapéutico
La elección va a depender de la clínica del paciente como también de la composición de los cálculos y la función de la vesícula biliar.

Tratamiento Farmacológico
Hidratación: se debe interrumpir en los pacientes la ingesta oral e iniciar la administración de líquidos intravenosa.

Antibióticos: La infección es un episodio secundario al estancamiento y a la inflamación, la mayoría de los casos de colecistitis aguda se complican por sobreinfección de la vesícula biliar inflamada. Parece lógica la administración de antibióticos como son:
• Cefuroxima
• Cefepime
• Metronidazol

Los aminoglucósidos y Ampicilina se desaconsejan por desarrollo de la resistencia bacteriana y el riesgo de nefrotoxicidad.

Tratamiento Quirúrgico

En personas con cálculos biliares sintomáticos se recomienda una colecistectomía laparoscópica electiva.

En diabéticos con cálculos biliares sintomáticos debe practicarse a la brevedad una colecistectomía, ya que son más propensos a desarrollar colecistitis aguda que es con frecuencia grave.

En mujeres embarazadas con cálculos biliares sintomáticos que no pueden tratarse de manera expectante mediante modificaciones de la dieta, puede efectuarse con seguridad una colecistectomía laparoscópica durante el segundo trimestre.

La colecistectomía, abierta o laparoscópica, en individuos con cálculos biliares sintomáticos proporciona resultados excelentes a largo plazo. Después de este procedimiento se alivian los síntomas en casi 90%. (V. Córtes, 2009)

Tabla 9 contraindicaciones para la colecistectomía laparoscópica.

Alto riesgo para la anestesia general
Obesidad mórbida
Signos de perforación vesicular
Sospecha de malignidad de la vesicular biliar
Embarazo en el último trimestre

Recuperada de: (Requena Urioste, 2007)

1.Almora Ceramides, A. Y. (2012). *Diagnostico clinico y epidemiologico de la litiasis vesicular. Scielo.*

2.Chen Y, k. J. (2015). *Cholesterol gallstone disease: focusing on the role of gallbladder. lab Invest.*

3.Gaitán, J. A. (2014). *Enfermedad litiásica biliar, experiencia en una clínica de cuarto nivel. Revista Colombiana de Cirugía, 29(3), 188-196.*

4.Garcia Avila M, B. B. (2010). *Patologia urgente de la via biliar . Manual de Protocolos y actualizacion de urgencias, 3ra edicion 2010.*

5.JARAMILLO, D. G. (2009). *Clasificación y fisiopatología de los cálculos biliares. Universitas Médicas, 50(1), 91-97.*

6.Jerusalén, C. &. (2012). *.Cálculos biliares y sus complicaciones. . Gastroenterología y Hepatología. 2ª Edición. Madrid: Jarpyo Editores, 667-682.*

7.Requena Urioste, A. &. (2007). *Causas de Conversión en Colecistectomía Laparoscópica . caja nacional de salud HO Nro 2 Cochabamba Gaceta Médica Boliviana. , 30(2), 38-41.*

8.Siddiqui, A. A. (2018). *Trasornos de la vesicula biliar y conductos biliares. MSDmanuales.*

9.V. Córtes, L. C. (2009). *Diagnóstico y Tratamiento de Colecistitis y Colelitiasis . Guia de la Practica Clinica Mexicana, 32.*

CAPÍTULO 5

APENDICITIS AGUDA
Johanna Gabriela Castro Peñaherrera

Caso Clínico

Adolescente, femenina, de 12 años edad, mestiza, escolar, Hábitos alimenticios 3 veces al día, Hábitos no perniciosos miccional 3 veces al día, defecatorio 1 vez por día. Antecedentes ginecológicos menarquia 11 años, ciclos regulares 28 – 4, ausencia de coágulos, dismenorrea leve, G0 P0 A0 C0 HV0.

Acude a Centro De Salud más cercano a su vivienda, por dolor abdominal de 8 horas evolución, localizada inicialmente en epigastrio y región periumbilical, de leve a moderada intensidad, dolor tipo cólico, intermitente, que más tarde migra a fosa iliaca derecha, tornándose más agudo, acompañado de nausea que no llega al vómito, anorexia y deposición diarreica por una ocasión.

Para esto ingiere agua de manzanilla que no cede el dolor ni molestias, al momento refiere persistencia de dolor siendo progresivo.

Desarrollo

Abdomen agudo es un síndrome de mayor prevalencia en emergencia hospitalaria con una gran cantidad de entidades patológicas (País, 2020), requieren inmediato diagnóstico en caso de ser necesario un tratamiento quirúrgico, mediante el caso clínico citado se evidencia un cuadro típico de apendicitis aguda, definida como una enfermedad inflamatoria aguda del apéndice vermicular (País, 2020), caracterizado entre los 10 y 19 años edad, con mayor frecuencia en varones (Jacobs, 2018).

La tasa de incidencia anual es de 100 casos por cada 100.000 habitantes, el riesgo de padecer a los largo de la vida es 8.6% en hombres y 6.7% en mujeres, mortalidad menor al 1% (Mike K. Liang, 2015), a pesar de presentar una clínica típica el incorrecto diagnóstico en mujeres en edad fértil, no se ha logrado reducir.

El apéndice es un órgano linfoide, inmunitario, que contribuye a la secreción de inmunoglobulina A. Su desarrollo embrionario en la sexta semana de gestación, alcanza un aspecto vermiforme al quinto mes, ubicándose en la pared medial posterior de la región distal del ciego bajo la válvula ileocecal (Mike K. Liang, 2015), en cuadrante inferior derecho llamado flanco derecho, existen variaciones como en las mujeres embarazadas cuadrante superior derecho, o en caso de malrotación intestinal es cuadrante inferior izquierdo. De acuerdo a las posiciones se encuentra:

Figura Nº 1: Variaciones anatómicas regionales del apéndice

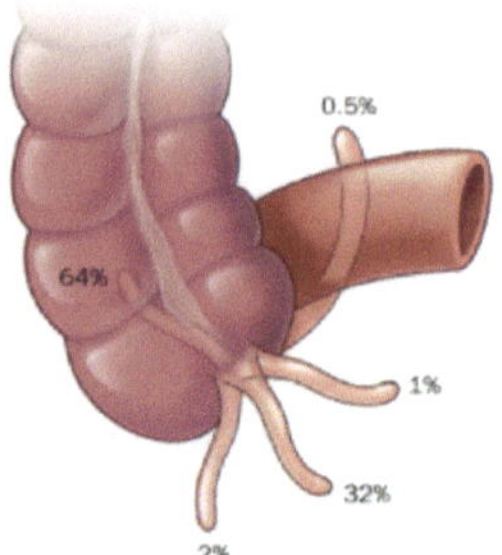

Fuente: J. Larry Jameson, Anthony S. Fauci, Dennis L. Kasper, Stephen L. Hauser, Dan L. Longo, Joseph Loscalzo: Harrison. Principios de Medicina Interna, 20e
Copyright © McGraw-Hill Education. Todos los derechos reservados.

Fuente: Schwartz Principios de Cirugía 10ma edición

Mide alrededor de 6 a 9 cm, existen variaciones que pueden alcanzar una longitud de <1 a >30cm, su diámetro de externo de 3 a 8 mm, y luminal de 1 a 3 mm; la irrigación arterial aporta la rama apendicular de la arteria ileocólica; su drenaje linfático proviene de los ganglios linfáticos ubicados a lo largo de la arteria ileocólica. Inervación aporta el plexo mesentérico superior (T10-L1) y fibras aferentes parasimpáticos por medio de los nervios vagos (Mike K. Liang, 2015).

La apendicitis aguda ha sido clasificada en dos tipos: enfermedad sin complicaciones, y enfermedad complicada con gangrena o perforación, esto por tanto su tiempo de evolución y mecanismo de patogenia (Jacobs, 2018).

Se puede clasificar de acuerdo al estadio de patogenia: estadio 1 o flemonosa, estadio 2 o supurativo, estadio 3 o gangrenosa, estadio 4 o perforada (País, 2020).

De acuerdo a su patogenia, las causas más frecuentes son fecalitos (apendicolitos) o hipertrofia tejido linfoide en 50% de los casos, residuos alimentarios, cicatrización intraluminal, tumores, infecciones por virus o bacterias, enfermedad intestinal inflamatoria (Jacobs, 2018), de esta forma se da inicio a una serie de etapas para desarrollo de la enfermedad.

Inicialmente se produce obstrucción de la luz apendicular u obstrucción de asa cerrada, lo cual conlleva a una proliferación bacteriana excesiva, espesamiento fecal (País, 2020), acompañado de un incremento de la presión intraluminal secundario al acumulo de secreción apendicular normal por la obstrucción (Mike K. Liang, 2015).

A consecuencia de la distención se produce una ulceración en la mucosa, estimulando terminaciones nerviosas, que conlleva clínicamente a dolor vago, difuso a nivel umbilical (Mike K. Liang, 2015), esto permite ingreso de las bacterias entéricas intraluminal, iniciando un proceso de infección (País, 2020), ocasionando reflejo de nausea.

La inflamación conlleva a un crecimiento del órgano linfoide con posterior inhibición del flujo de linfa y perfusión sanguínea debido a la oclusión de los mismos hasta llegar a una trombosis vascular con su consecuente necrosis y perforación. La irrigación arterial persiste con consecuente ingurgitación y congestión vascular (Mike K. Liang, 2015).

Información Complementaria Caso Clínico
Signos Vitales: Presión Arterial 118/75, Frecuencia Respiratoria 18 rpm, Frecuencia Cardiaca 74 lpm, Temperatura 37.3ºC, Saturación Oxígeno aire ambiente 96%

Al examen Físico, paciente se encuentra consciente, orientada, hidratada, afebril. Cabeza ojos conjuntivas rosadas, boca mucosas orales semi húmedas, Cuello Orofaringe no congestiva, no eritema. Tórax Pulmones expansibilidad conservada, no ruidos sobreañadidos, Corazón rítmico, no soplos.

Abdomen blando, depresible, no globoso, RHA disminuidos, dolor y resistencia a la palpación en hemiabdomen inferior derecho, puntos ureterales negativos, signo de McBurney positivo ++, signo de Blumberg positivo, signo de Rovsing positivo, signo de Musy negativo, signo de Psoas dudoso, signo de obturador dudoso.

Extremidades superiores e inferiores móviles, no edema, pulsos distales presentes.

Exámenes complementarios de Laboratorio:
Biometría hemática Hemoglobina (Hb) 13.5 gr/dl, Hematocrito (Hcto) 40.5 gr/dl, Leucocitos 13.000, neutrófilos 87%, con desviación izquierda, linfocitos 5%, eosinófilos 1 %. PCR 38. Elemental y microscópico de orina ausencia de bacterias.

Ecografía de fosa iliaca derecha evidencia engrosamiento de pared apendicular, y liquido libre de 2ml.

Desarrollo
El diagnóstico de apendicitis aguda es netamente clínico, en la siguiente tabla se evidencia el porcentaje de frecuencia de cada sintomatología:

Tabla Nº1: Frecuencia relativa de síntomas en apendicitis aguda

Síntoma	Frecuencia
Dolor abdominal	>95%
Anorexia	>70%
Náusea	>65%
Vómito	50-75%
Migración del dolor al cuadrante inferior derecho del abdomen	50-60%
Diarrea	4-16%
Estreñimiento	4-16%
Fiebre	10-20%

Fuente: Harrison. Principios de Medicina Interna, 20e

La sintomatología se manifiesta como una secuencia clásica de presentación, inicialmente de forma inespecífica localiza dolor abdominal en epigastrio y región periumbilical, tipo cólico, e intermitente, durante 6 horas, posteriormente migra a cuadrante inferior derecho en fosa iliaca entre las siguientes 12 a a 24 horas, siendo el mayor predictor diagnóstico con IC 95% (García, 2016), con sensibilidad 81% y especificidad 53% (Mike K. Liang, 2015), presentando dolor de intensidad moderada a grave, a consecuencia de inflamación transmural, acompañado de resistencia abdominal, anorexia, nausea, vómito, estreñimiento o diarrea.

Existen excepciones en base a la ubicación anómala del apéndice, en el caso de apendicitis pélvica puede estar acompañado de disuria, poliuria, tenesmo (Jacobs, 2018).

A la exploración física se evidencian signos típicos, determinados por la irritación peritoneal, de acuerdo a su frecuencia se evidencia en la siguiente tabla:

Tabla N° 2: Frecuencia relativa de signos en apendicitis aguda

Signos	Frecuencia
Dolor abdominal	>95%
Dolor a la palpación en cuadrante inferior derecho del abdomen (Punto de McBurney)	>90%
Signo de rebote (Signo de Blumberg)	30-70%
Dolor durante tacto rectal	30-40%
Dolor a la movilización del cuello uterino	30 %
Resistencia muscular	10 %
Signo de Psoas	3-5%
Signo de obturador	5-10%
Signo de Rovsing	5 %
Tumoración palpable	<5%

Fuente: Harrison. Principios de Medicina Interna, 20e

Secundario a la irritación peritoneal evitan movimientos bruscos o que aumenten la presión intra abdominal como signo de defensa, protegiendo cuadrante inferior derecho (País, 2020), durante la palpación provocan a resistencia o rigidez muscular (Mike K. Liang, 2015).

Los diferentes signos a identificar mencionados en la Tabla N° 2, se localizan y exploran de la siguiente manera:

Punto de McBurney: Se localiza en la unión del tercio externo con los dos tercios internos de una línea imaginaria entre la cresta iliaca anterosuperior derecha hacia el ombligo. Se considera positivo al provocar dolor durante la presión directa sobre este punto (Mike K. Liang, 2015).

Signo de Blumberg: Se localiza en la unión del tercio externo con los dos tercios internos de una línea imaginaria entre la cresta iliaca anterosuperior derecha hacia el ombligo. Se considera positivo al provocar dolor durante la liberación de presión, evidenciando irritación peritoneal (País, 2020).

Signo de psoas: Evalúa la posición retrocecal del apéndice, se realiza mediante la extensión de la cadera derecha provocando dolor en la región posterolateral de la cadera.

Signo de obturador: Evalúa la posición pélvica del apéndice, se realiza mediante rotación interna de la cadera derecha.

Signo de Rovsing: Se localiza en el tercio distal en una línea imaginaria entre cresta iliaca anterosuperior izquierdo hacia el ombligo. Su valoración es mediante presión suave provocando dolor dirigido hacia fosa iliaca derecha (García, 2016).

Actualmente, en base a la sintomatología y signos clínicos, el diagnóstico es basado en los criterios de Alvarado y en criterios de calificación de respuesta inflamatoria, estos valoran la predicción para dicha patología:

Cuadro N° 1: Sistema de calificación apendicitis aguda

CALIFICACIÓN DE ALVARADO[37]		CALIFICACIÓN DE RESPUESTA INFLAMATORIA EN LA APENDICITIS[38,39]	
Datos clínicos	**Puntos**	**Datos clínicos**	**Puntos**
Dolor migratorio en la fosa iliaca derecha	1	Vómito	1
Anorexia	1	Dolor en la fosa inferior derecha	1
Náusea o vómito	1	Rebote o rigidez muscular	
Hipersensibilidad dolorosa: fosa iliaca derecha	2 1	Leve	1
		Media	2
Rebote en fosa iliaca derecha	1	Fuerte	3
Fiebre ≥ 36.3°C	2	Temperatura corporal ≥ 38.5°C	1
Leucocitosis ≥ 10×10^9 células/L	1	Leucocitos polimorfonucleares	
Neutrofilia		70-84%	1
		≥ 85%	2
		Recuento de leucocitos	
		10.0-14.9 × 10^9 células/L	1
		≥ 15.0 × 10^9 células/L	2
		Concentración de proteína C reactiva	
		10-49 g/L	1
		≥ 50 g/L	2
Calificación: < 3: baja probabilidad de apendicitis.		Calificación: 0-4: baja probabilidad. Seguimiento ambulatorio del paciente.	
4-6: considérese más pruebas de imágenes.		5-8: grupo indeterminado: observación o laparoscopia diagnóstica.	
≥ 7: alta probabilidad de apendicitis.		9-12: alta probabilidad. Exploración quirúrgica.	

Fuente: Schwartz Principios de Cirugía 10ª edición

La valoración es mediante el puntaje de 1 a 4 puntos probabilidad de 30%, con 5 a 6 puntos probabilidad de 66%, se recomienda observación e ingreso, y de 7 a 10 puntos probabilidad de 93%, se recomienda cirugía de emergencia (García, 2016).

Exámenes Complementarios
A pesar, que el diagnóstico es netamente clínico existen pruebas complementarias de utilidad en caso de sospechar o descartar diagnósticos diferenciales.

Las pruebas de laboratorio son las más utilizadas, para confirmar una infección, en la Biometría Hemática se evidencia en un 95% leucocitos entre 10.000 a 18.000 células/uL, con desviación a la izquierda e incremento de polimorfonucleares inmaduros (Jacobs, 2018), valores superiores a estos evidencian apéndice perforado con o sin absceso (Mike K. Liang, 2015). Proteína C Reactiva es indicador de complicación.

Estudios de imagen como radiografía abdominal no son de utilidad, por tanto no son solicitadas de forma rutinaria, existen diagnósticos diferenciales como obstrucción intestinal, o perforación visceral, en los cuales puede ser de utilidad (Jacobs, 2018).

La ecografía para el diagnóstico de apendicitis aguda, conlleva la desventaja al ser operador dependiente, presenta una sensibilidad del 96%, y especificidad 85-98%, los signos ecográficos son engrosamiento de la pared, aumento de diámetro apendicular y liquido libre (Jacobs, 2018), de gran utilidad en casos sospechosos, ya que al ser fácilmente comprimible y <5 mm de diámetro descarta el diagnóstico (Mike K. Liang, 2015).

Figura Nº 2: Estudio ecográfico de Apendicitis Aguda

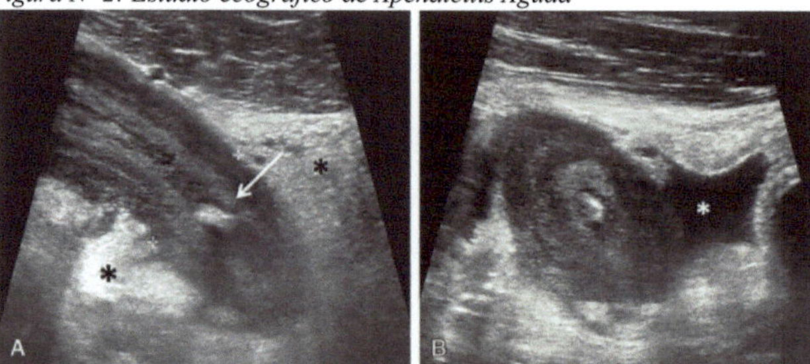

Fuente: Callen. Ecografía en obstetricia y ginecología 6ta edición.

Figura A se evidencia imagen de cuadrante inferior derecho, evidencia apéndice distendido y pared engrosada, con presencia de apendicolito. Figura B evidencia imagen transversal con presencia de líquido libre apendicular (Bennett, 2018).

A pesar de presentar una sensibilidad de 94%, y especificidad 95% la tomografía computarizada con o sin contraste es poco frecuente (Jacobs, 2018), su uso está basado en confirmación de complicaciones o diagnóstico diferencial.

Diagnóstico Diferencial
Existen múltiples patologías que simulan su clínica característica, debido a que se trata de un abdomen agudo, se presentan 4 factores para su diferenciación, ubicación anatómica, etapa del proceso, edad y género del paciente (Mike K. Liang, 2015),

entre las patologías más frecuentes se enumeran en la siguiente tabla:

Tabla N° 3: Diagnóstico diferencial apendicitis aguda

Absceso hepático	Gastroenteritis o colitis
Adenitis mesentérica	Hepatitis
Colecistitis u otras enfermedades	Infección de vías urinarias
de la vesícula biliar	Mittelschmerz
Diverticulitis	Neumonía de lóbulos inferiores
Diverticulitis de Meckel	Obstrucción del intestino delgado
Endometriosis	Pancreatitis
Enfermedad de Crohn	Quiste ovárico roto u otras
Enfermedad inflamatoria pélvica	enfermedades quísticas de los
Enfermedad renal, incluida	ovarios
nefrolitiasis	Torsión del epiplón
Embarazo ectópico	Úlcera gástrica o duodenal

Fuente: Harrison. Principios de Medicina Interna, 20e

Los datos obtenidos en la anamnesis pueden expresar datos específicos para cada patología, por lo cual es muy importante identificar cada uno de manera independiente.

En el caso de mujer en edad fértil es de suma importancia realizar exploración pélvica complementaria ya que enfermedades como enfermedad pélvica inflamatoria, embarazo ectópico y torsión ovárica, presentan cuadro clínico similar (Jacobs, 2018). Existe una condición fisiológica durante la ovulación al secretar líquido folicular y sangre, cuando esto es excesivo la inflamación en órganos adyacentes simulan una apendicitis (Mike K. Liang, 2015).

El diagnóstico en el paciente pediátrico es un reto, debido a que su clínica esta simulada por la adenitis mesentérica, con diferencia de un signo característico como la linfadenopatía generalizada, se debe mantener en observación (Mike K. Liang, 2015).

En los adultos mayores es de gran utilidad la Tomografía computarizada ya que la diverticulitis o carcinoma perforante del ciego pueden ocultar la sintomatología clásica de una apendicitis aguda (Mike K. Liang, 2015).

Tratamiento

Se considera una urgencia quirúrgica. En la apendicitis aguda sin complicaciones el tratamiento de elección es apendicectomía temprana, ya sea abierta o laparoscópica. La estadía hospitalaria es 1 a 2 días, con riesgo de complicación en 1 a 3 % (García, 2016). En un 5% el apéndice puede ser normal a la extracción (Mike K. Liang, 2015). Al existir complicaciones de absceso o ruptura de apéndice se realiza laparotomía, manteniendo drenaje.

Diversos estudios clínicos han demostrado que la apendicitis no complicada puede ser resuelta hasta en un 70% de los casos con antibioticoterapia, con posible recurrencia dentro de un año (Jacobs, 2018).

BIBLIOGRAFÍA

1.Bennett, G. L. (2018). *Evaluación del dolor pélvico en las pacientes en edad fértil. En Callen. Ecografía en obstetricia y ginecología (pág. 908). Elsevier España, S.L.U.*

2.García, C. E. (2016). *Apendicitis aguda. Caso Clínico. Revista del Hospital Italiano de Buenos Aires.*

3.Jacobs, D. O. (2018). *Harrison. Principios de Medicina Interna, 20e. Capítulo 324: Apendicitis aguda y peritonitis. España: McGraw-Hill Interamericana de España.*

4.Mike K. Liang, R. E. (2015). *El Apéndice. En R. S. Dorian, Schwartz Principios de cirugía (págs. 1241-1257). México, D. F.: McGRAW-HILL INTERAMERICANA EDITORES, S. A.*

5.País, C. (19 de Febrero de 2020). *Apendicitis Aguda. X Congreso de Actualización en Trauma y Emergencia. Quito, Pichincha, Ecuador.*

CAPÍTULO 6

LITIASIS RENAL
Portilla Paguay Diana Elizabeth

Caso Clínico
Dato de Filiación
Paciente femenina de 38 años, nacida y residente en Ibarra, casada, lateralidad diestra, instrucción superior: docente, religión católica, grupo sanguíneo desconoce, transfusiones no refiere.

Antecedentes
APP: no refiere
AQx: 2 cesáreas + ligadura de trompas uterinas
APF: madre hipertensa y diabética, padre con antecedente de litiasis renal.
Alergias: no refiere
Inmunizaciones: no recuerda
AGO: menarquia: 11años, FUM: 11/09/2019, CMR X 5 días, Planificación familiar definitiva, G: 2 P: 0 C: 2 HV: 2
Hábitos tóxicos no refiere
Hábitos alimentarios: alimentos ricos en carnes rojas y lácteos todos los días, ingesta de líquidos solo cuanto presenta sed.
Micción: 3-4 veces al día, deposiciones: cada 72 horas de consistencia dura, sueño: 6 horas diarias.

Residencia: vive en casa propia de cemento con todos los servicios básicos.

Motivo de Consulta: dolor

Enfermedad Actual: paciente que desde hace 12 horas aproximadamente presenta dolor localizado en región lumbar izquierda tipo cólico EVA 10/10, intermitente, no se modifica con el reposo, se irradia a región inguinal del mismo lado, se acompaña de polaquiuria, tenesmo vesical, urgencia miccional, hematuria, nauseas que llegan al vómito por 3 ocasiones, no refiere causa aparente, se automedica paracetamol 1g sin mejoría de dolor por lo que acude.

Exploración Física: Paciente consciente, orientada, hidratada, álgica, Glasgow 15/15, TA: 130/80, FC: 98lpm, FR: 21rpm, T: 37.3 °C, SPO2: 96%, peso: 57kg., talla: 1.55m, IMC: 23.7kg/m2; corazón: ruidos cardiacos rítmicos sin soplos, Pulmones murmullo vesicular conservado no estertores,

Abdomen: suave, depresible, doloroso a la palpación en flanco y fosa iliaca izquierda, maniobra de Guyon positiva, RHA: presentes dentro de la normalidad. Región lumbar: signo de Giordano izquierdo positivo. Extremidades simétricas, no edema.

Lista de problemas	Diagnóstico diferencial
Dolor lumbar tipo cólico	Litiasis renal
Polaquiuria	Pielonefritis aguda
Tenesmo vesical	Lumbalgia
Urgencia miccional	
Hematuria macroscópica	
Náuseas y vómitos	Cólico intestinal

2.Diagnóstico Presuntivo
Pielonefritis y litiasis renal.

3.Exámenes Complementarios
- Hemograma: glóbulos blancos: 12.68   103/mm3, neutrófilos: 78%, urea: 36mg/dl, Creatinina: 1.8mg/dl. EMO: leucocitos: 10-15XC, hematíes: campo lleno, Cristales: oxalato de calcio, piocitos: 30-45XC, nitritos: positivos.

- Ecografía: reporta hidronefrosis izquierda de 35mm, no se visualiza cálculos renales.

- Tomografía simple abdominopélvica: reporta hidronefrosis izquierda con imagen hiperdensa en pelvis renal de 18 x 14.5mm, UH: 1750. Vejiga: no litiasis.

4.Diagnóstico Definitivo
LITIASIS RENAL IZQUIERDA + PIELONEFRITIS OBSTRUCTIVA

Revision Bibliografica
Concepto
La enfermedad de cálculos urinarios es un término genérico que se refiere a

la presencia de cálculos en el tracto urinario, comúnmente conocidos como cálculos renales, urolitiasis o nefrolitiasis (Corbo y Wang, 2019, p.637).

La palabra nefrolitiasis etimológicamente proviene de dos voces griegas nefro "riñón" y lito "piedra", dicho término se refiere a la presencia de piedras o cálculos en el riñón, cuya sinonimia es urolitiasis o litiasis renal y es definida como la concreción anormal de sustancias insolubles en el seno mismo del riñón, con una composición y etiología variables (Monrroy y Mullisaca, 2011, p.539).

Epidemiologia
La urolitiasis se ha convertido en una enfermedad crónica que ha tenido un gran impacto en la calidad de vida y en la situación laboral de quien la padece; su tasa de prevalencia y recurrencia es cada vez mayor, lo que genera un gran impacto socioeconómico en cualquier país al afectar el sistema de salud (García. Benavidez y Posada, 2016, p.109).

Se estima que aproximadamente el 12% de los hombres y el 6% de las mujeres experimentarán un cálculo renal sintomático en su vida, aunque esta brecha de género se ha reducido en la última década. La incidencia máxima es entre las edades de 20 y 50 años y los cálculos renales siguen siendo relativamente poco frecuentes en niños menores de 10 años (Graham. Luber y Wolfson, 2011, p.519).

En Ecuador en el año 2018 el Instituto Nacional de Estadísticas y Censos, reportó que los trastornos del tracto urinario fueron la quinta causa de morbilidad en la población con 19513 egresos de los cuales la litiasis urinaria tuvo 10607 egresos hospitalarios con predominio del sexo masculino con 5636 casos (INEC 2019).

Fisiopatología
Existen 4 tipos principales de cálculos urinarios, la mayoría (75% –90%) compuestos de oxalato de calcio, seguidos de ácido úrico (5% –20%), fosfato de calcio (6% –13%), estruvita (2% –15%) y cistina (0.5–1) (Corbo y Wang, 2019, p640)

La patogenia exacta de la formación de cálculos es compleja e involucra factores metabólicos y ambientales. Esta patogénesis no se comprende completamente, pero está claro que se ve afectada por la composición de la orina (Corbo y Wang, 2019, p640)

La secuencia de eventos en la formación de cualquier cálculo urinario incluye: la saturación urinaria, la supersaturación, la nucleación, el crecimiento de los cristales, la agregación de los cristales, retención de los cristales y finalmente la formación del cálculo (García. Benavidez y Posada, 2016, p.109).

Existen factores que exacerban la formación de cálculos renales, dentro de los que se incluyen: tener persistentemente orina saturada, alta acidez urinaria o la falta de sustancias inhibidoras en la orina como el citrato (García. Benavidez y Posada, 2016, p.111)

Teorías
Hay distintas teorías sobre el proceso de formación de cálculos. Una de ellas propone que el lito se forma cuando alguna sal normalmente soluble (por ejemplo, oxalato cálcico) sobresatura la orina, comienzan a formarse cristales y si estos son suficientemente grandes pueden fijarse al urotelio (generalmente en la porción terminal de los túbulos colectores) para luego crecer lentamente. (García. Benavidez y Posada, 2016, p.109).

En los últimos años se ha enfatizado el papel que juegan el depósito intersticial renal de CaP, conocido como placa de Randall que en presencia de hipercalciuria funciona como un factor promotor de nucleación y agregación de sales de oxalato de calcio (Peña, 2016, p.160).

Factores de Riesgo
Los factores de riesgo para el desarrollo de cálculos urinarios están influenciados por la composición de la orina, que puede verse afectada por muchos factores, como la dieta, las enfermedades sistémicas y el ambiente. Algunos son modificables, mientras que otros no (Corbo y Wang, 2019, p638).

Los factores de riesgo se pueden clasificar en no dietéticos, dietéticos y urinarios.

Factores no Dietéticos

La incidencia de cálculos urinarios es 3 veces más probable en hombres que en mujeres y predominantemente en blancos que en pacientes negros. El riesgo es 2.5 veces más probable si hay antecedentes familiares debido a una predisposición genética y exposiciones ambientales y dietéticas similares (Corbo y Wang, 2019, p638).

La historia previa de Cálculos urinarios y afecciones médicas sistémicas como diabetes, obesidad, gota, hipertensión, enfermedad renal crónica, enfermedad de Crohn, hipertiroidismo, hiperparatiroidismo primario, sarcoidosis y acidosis tubular renal se han implicado en aumentar el riesgo de cálculos urinarios (Corbo y Wang, 2019, p638).

La enfermedad litiásica tiende a aparecer en climas calurosos y secos. La razón presunta es la deshidratación crónica, que forzaría al riñón a eliminar cantidades normales y a veces anormales de material insoluble, en volúmenes más bajos de orina que el promedio (Monrroy y Mullisaca, 2011, p.540).

Factores Dietéticos

Se sabe que ciertos factores como la baja ingesta de líquidos, la dieta baja en calcio, la dieta alta en proteínas animales y la dieta alta en sodio contribuyen al riesgo. Además, el uso de ciertos medicamentos formadores de cálculos también aumenta el riesgo de formación de cálculos (Corbo y Wang, 2019, p639).

Factores Urinarios

La formación de cálculos urinarios está estrechamente relacionada con la composición de la orina, el bajo volumen de orina, la concentración de orina y el pH de la orina. Las condiciones como la hipercalciuria, la hiperoxaluria y la hipocitraturia aumentan la concentración urinaria de estos iones y pueden causar la formación de cálculos cuando la orina se sobresatura. El pH bajo persistente promueve la precipitación de ácido úrico y se asocia con la formación de cálculos de ácido úrico (Corbo y Wang, 2019, p640)

Las infecciones urinarias recurrentes ocasionadas por bacterias, como Proteus y Staphylococcus, desdoblan la urea, mediante la enzima ureasa, dando como resultado amoniaco, que modifica el pH urinario tornándolo alcalino, desencadenando la precipitación de sales de fosfato, amoniaco, magnesio, formando la estruvita, que será el componente principal del cálculo. Por su localización común en la pelvis renal y por su forma se denomina cálculo coraliforme o en "asta de ciervo" (Monrroy y Mullisaca, 2011, p.540).

Cuadro Clínico

Con frecuencia los cálculos son asintomáticos y se descubren durante exploraciones radiográficas de rutina (Monrroy y Mullisaca, 2011, p.540); la presentación clásica del cálculo renal es un dolor agudo de flanco unilateral de inicio agudo que se irradia a la ingle ipsilateral; clásicamente comienza de noche. El dolor suele ser episódico, dura de 20 a 60 minutos y no se resuelve por completo antes de la próxima ola de dolor. El paciente típico suele retorcerse de angustia y no puede encontrar una posición cómoda (Corbo y Wang, 2019, p641).

A medida que el cálculo se acerca a la unión uretero vesical, el dolor en el cuadrante inferior que se irradia a la punta de la uretra, la urgencia y frecuencia urinarias y la disuria son características, imitando los síntomas de la cistitis bacteriana. La hematuria macroscópica o microscópica ocurre en aproximadamente el 90 por ciento de los pacientes; Sin embargo, la ausencia de hematuria no impide la presencia de cálculos (Teichman, 2004, p 684).

Debido a la inervación esplácnica compartida de la cápsula renal y los intestinos, la hidronefrosis y la distensión de la cápsula renal pueden producir náuseas y vómitos. Por lo tanto, el cólico renal agudo puede simular afecciones abdominales o pélvicas agudas (Teichman, 2004, p 684).

Diagnostico

El diagnóstico incluye una historia clínica y un examen físico, una evaluación de los factores de riesgo y las condiciones comórbidas del paciente, y la probabilidad de un diagnóstico alternativo importante (Corbo y Wang, 2019, p641).

Imágenes

Cuando un paciente se presenta en el servicio de urgencias con sospecha de cólico renal, no hay consenso sobre qué modalidad de imagen se debe obtener o incluso si la imagen es necesaria en el servicio de urgencias. Los pros para obtener imágenes de un paciente con sospecha de cólico renal incluyen los siguientes: confirmar el diagnóstico, obtener información sobre el tamaño y la ubicación del cálculo, diagnosticar complicaciones y descartar cualquier trastorno potencial que imite el cólico renal (Corbo y Wang, 2019, p642).

Si bien la radiografía simple nos puede ayudar a identificar litiasis radiopacas previo a una litotripsia extracorpórea, no es capaz de identificar litiasis radio lúcidas (ácido úrico) y la superposición de otras estructuras (óseas e intestino) dificulta la localización de la litiasis o pueden confundirse con otras estructuras radiopacas como son los flebolitos (Susaeta et al. 2018, p202). La radiografía abdominal no puede detectar hidronefrosis y tiene una sensibilidad del 57% para la detección y localización de cálculos. La radiografía abdominal es mejor cuando se usa junto con ultrasonido para evaluar la progresión de la terapia conservadora y el crecimiento de cálculos a intervalos (Corbo y Wang, 2019, p642).

La TC sin contraste es el estudio de imagen inicial preferido para el paciente índice. Esta selección se basa en la mediana de la sensibilidad y especificidad reportadas para la TC sin contraste en la detección de cálculos ureterales como 98% y 97%, respectivamente, muy superior a otras modalidades de imágenes (Fox. Assimos. Sue. Preminger, 2012, p2).

La ecografía del riñón y la vejiga puede ayudar a diagnosticar el cólico renal indirectamente al detectar hidronefrosis y la simetría de los chorros ureterales. La ecografía puede determinar si un paciente tiene hidronefrosis unilateral o bilateral y rara vez puede visualizar la presencia de cálculos ureterales (Corbo y Wang, 2019, p 642). Tiene una sensibilidad de 45% y especificidad de 94% en litiasis ureterales (Susaeta et al. 2018, p202); es la modalidad de imagen inicial preferida para los niños debido a problemas de radiación. Se debe considerar una CT de dosis baja si la ecografía renal no es diagnóstica para niños en quienes todavía se sospecha un cálculo ureteral

(Fox et al, 2012, p3).

Esta modalidad de imagen es rápida, no invasiva y no expone al paciente a radiación; por lo tanto, es la modalidad de imagen preferida en la paciente embarazada (Corbo y Wang, 2019, P 642). Si el diagnóstico no se establece con este estudio durante el primer trimestre, la resonancia magnética sin contraste debe considerarse como imágenes de segunda línea ya que el feto es más susceptible a posibles lesiones inducidas por la radiación en el primer trimestre. Las mujeres en el segundo y tercer trimestre son candidatas para una TC de dosis baja si la ecografía no es diagnóstica. Un comité del Congreso Estadounidense de Obstetras y Ginecólogos sobre práctica obstétrica respalda la utilización de CT de dosis baja cuando está clínicamente indicado y señala que una exposición de menos de 5 rads, un umbral muy por encima del promedio para una CT de dosis baja no está asociado con el desarrollo de anomalías o pérdida fetales (Fox et al, 2012, p3).

Estudio Metabólico del Paciente con Litiasis Renal

Los pacientes con litiasis urinaria se clasifican en bajo y alto riesgo. En el primer episodio de litiasis el paciente debe realizarse un estudio bioquímico básico en orina, sangre y estudio de composición de la litiasis, que nos ayuda a decidir si se trata de un paciente de alto o bajo riesgo (Susaeta. Benavente. Marchant y Gana. 2018, p199).

Estudio bioquímico básico en primer episodio de urolitiasis	
Estudio en Orina	**Estudio en Sangre**
•Tira reactiva o "Dipstick" o Sedimento urinario	• Creatininemia
• Glóbulos rojos	• Uricemias
• Glóbulos blancos	• Calcio ionizado
• Nitritos	• Electrolitos plasmáticos (Na , K)
• pH Urinario	• Proteína C reactiva
• Urocultivo	• Protrombina/INR

Susaeta, R. Benavente, D. Marchant, F. Gana, R. (2018). Diagnóstico y manejo de la litiasis renal en adultos y niños. *Revista Médica Clínica las Condes.* 29 (2). 197-212. DOI: https://doi.org/10.1016/j.rmclc.2018.03.002

Las ventajas de efectuar el estudio metabólico son poder diagnosticar enfermedades extrarrenales, detectar alteraciones metabólicas, prevenir las recurrencias aplicando programas de profilaxis, disminuyendo así la morbilidad de la patología litiásica (Susaeta et al. 2018, p199).

Análisis del Cálculo

Según distintos estudios la composición de los cálculos es en un 40-60% de oxalato de calcio, 5-30% de fosfato de calcio, 10-20% fosfato amónico magnésico, 10-15% de ácido úrico puro y 2% de cistina. El análisis puede ser por método físico químico, o mejor aún cristalográfico. El análisis cristalográfico dará una información retrospectiva de la dinámica del proceso litogénico (Susaeta et al. 2018, p200).

Tratamiento
Manejo del Dolor:

En el caso de un episodio de cólico renal, lo primero que se debe resolver es el dolor. Los antiinflamatorios no esteroidales (AINE) son los más efectivos en el tratamiento del cólico renal incluso comparado con opioides (Susaeta et al. 2018, p204).

El dolor que experimentan los pacientes con cólico renal es un aumento en la presión del sistema colector y el espasmo uretral, que se modula a través de las prostaglandinas. Los AINE pueden disminuir el tono del músculo liso e inhibir las prostaglandinas (Corbo y Wang, 2019, p643).

Uso de Alfa Bloqueantes

Los bloqueadores alfa ayudan a facilitar el paso de cálculos ureterales más grandes, independientemente de su ubicación. Dado el bajo perfil de riesgo de estos medicamentos y su amplia ventana terapéutica, nuestros hallazgos sugieren que los médicos que manejan pacientes con cólico ureteral deberían considerar recetar un alfabloqueante, a menos que esté médicamente contraindicado (Hollingsworth. Canales. Rogers. Sukumar. Yan. Kuntz. Dahm. 2016, p7).

Aunque existe controversia, hay evidencias que, en el caso de decidir un tratamiento conservador expulsivo en una litiasis ureteral distal, el uso de alfa-bloqueadores (Tamsulosina 0,4mg al día) puede reducir el dolor, especialmente en litiasis de mayor tamaño (Susaeta et al. 2018, p204).

Los datos de varios estudios observacionales sugieren que casi todos los cálculos ureterales más pequeños (es decir, <5 mm) pasarán sin dificultad, sin embargo, en un análisis de subgrupo preespecificado de cálculos grandes (5-10 mm), el uso de tamsulosina se asoció con tasas de paso significativamente más altas (Hollingsworth et all, 2016, p7-8).

Se cree que los efectos de los alfabloqueantes en el paso son el resultado de la relajación del músculo liso ureteral mediada por la unión del fármaco a los receptores alfa adrenérgicos en la región del cálculo. Sin embargo, mientras que los receptores alfa adrenérgicos se concentran en el uréter inferior, los estudios han demostrado que están presentes en toda la longitud del uréter humano. Por lo tanto, uno podría anticipar que los bloqueadores alfa ejercen su efecto en todo el uréter (Hollingsworth et all, 2016, p8).

Tratamiento Activo de la Litiasis Renal
No existe aún consenso acerca del tratamiento que debe realizarse en una litiasis renal asintomática no complicada. La necesidad de tratamiento depende de muchos factores como la ubicación, tamaño de la litiasis, crecimiento de la litiasis, infección, litiasis en pacientes de alto riesgo de formación de litiasis, litiasis mayores a 15mm, expectativas o preferencias del paciente y presencia de dolor o complicaciones (Susaeta et al. 2018, p204).

Si el paciente no tiene una de las condiciones anteriores, la litiasis mide < 10mm y están ubicadas en cálices inferiores, se puede hacer seguimiento anual y evaluar su crecimiento (Susaeta et al. 2018, p204).

Litotripsia Extracorpórea (LEC)
La LEC es uno de los tratamientos más usados en el tratamiento de litiasis desde la década de los 80'. Consiste en la emisión de ondas de choque pulsadas de alta energía y corta duración que convergen en un punto determinado usando una interface acuosa. La onda de choque fractura el cálculo por acción directa y por la erosión causada por las burbujas de

cavitación. La onda fragmenta el cálculo, pero también puede producir daño en el tejido renal (Susaeta et al. 2018, p204).

Esta técnica tiene buenos resultados en litiasis renales menores a 20mm, excepto para las litiasis de polo inferior con malas condiciones de drenaje de los fragmentos residuales. Está contraindicado realizar una LEC en pacientes embarazadas por potenciales efectos en el feto, en pacientes con discrasias sanguíneas, infección urinaria no tratada, malformaciones esqueléticas y obesidad que imposibiliten una buena fragmentación, aneurismas cercanos a la litiasis y obstrucción distal a la litiasis (Susaeta et al. 2018, p204).

Endourología en Cálculos Renales
Se han desarrollado técnicas endourológicas como la nefrolitectomia percutánea (NLP) y la nefrolitectomia endoscópica retrógrada flexible (NERF) para ofrecer tratamientos más efectivos y mínimamente invasivos. Estas técnicas requieren de menos cantidad de procedimientos para dejar al paciente libre de cálculos (Susaeta et al. 2018, p204).

La NLP es la alternativa de elección para el tratamiento de cálculos mayores a 2 cm y cálculos renales complejos. Así mismo, la NLP ofrece mejores resultados en términos de pacientes libres de cálculo del cáliz inferior (Angulo. Bernardo. Zampolli. Rivero. Dávila. Gutiérrez. 2017, p39). La NLP está contraindicada en pacientes con infección urinaria no tratada, presencia de un tumor en el trayecto de acceso y en el embarazo. Si bien la NERF no puede recomendarse como primera línea de tratamiento en litiasis >20mm, ya que disminuye la tasa libre de cálculos en un procedimiento, debiera ser el tratamiento de primera línea cuando la cirugía percutánea está contraindicada. Es así como las litiasis >20mm deberían tratarse con cirugía percutánea (para evitar múltiples LEC y para evitar posibles cólicos o la llamada "calle de piedras" causada por múltiples fragmentos acumulados en el uréter) (Susaeta et al. 2018, p204).

Cirugía Percutánea
La cirugía percutánea sigue siendo el estándar de tratamiento para litiasis renales >20mm con diferentes tipos de equipos y diámetros de accesos renales. Tradicionalmente los accesos renales son de un diámetro de 24 a 30

French, pero en los últimos años se ha desarrollado la cirugía "mini" percutánea (<18 french) para cirugías en adultos con reportes que muestran menor cantidad de complicaciones y alta eficiencia (Susaeta et al. 2018, p205).

Algoritmo de tratamiento de litiasis renal		
Litiasis renal (Todos excepto litiasis de polo inferior)		
>20mm	Nefrolitectomía percutánea	
	NERF o LEC	
>10 – 20 mm	LEC o endourología	
<10mm	LEC o NERF	
	Nefrolitectomía percutánea	
Litiasis de polo inferior >20mm y <10mm igual que lo anterior		
10 – 20mm	Factores desfavorables para LEC	LEC o endourología
		1.Endourología
		1.LEC

Susaeta, R. Benavente, D. Marchant, F. Gana, R. (2018). Diagnóstico y manejo de la litiasis renal en adultos y niños. Revista Médica Clínica las Condes. 29 (2). 197-212. DOI: https://doi.org/10.1016/j.rmclc.2018.03.002

Ureteroscopía
Existen 2 tipos de ureteroscopía: semirrígida y flexible. No existen contraindicaciones mayores para esta técnica excepto pacientes cursando con una infección urinaria o que no puedan ser anestesiados. La ureteroscopía semirrígida (URSem) se utiliza preferentemente en el uréter distal y tercio medio, pero puede utilizarse en todo el uréter (Susaeta et al. 2018, p207).

El objetivo de la ureteroscopía semirrígida es remover la litiasis completa. Para esto se utilizan instrumentos en miniatura para fragmentar la litiasis o pulverizarla para posterior eliminación de arenilla (Susaeta et al. 2018, p208).

La URS flexible es un método mínimamente invasivo empleado en el tratamiento de la litiasis renal menor de 2-3 cm, pero en cálculos de mayor tamaño se convierte en un procedimiento excesivamente prolongado y con elevado riesgo de retratamiento (Angulo et all. 2017, p39).

Algoritmo de manejo de litiasis ureteral proximal y distal	
Litiasis ureteral proximal	
>10mm	Ureterolitectomia endoscópica (retrógrada o anterógrada)
	LEC
<10mm	LEC o Ureterolitectomia endoscópica
Litiasis ureteral distal	
>10mm	Ureterolitectomia endoscópica
	LEC

Susaeta, R. Benavente, D. Marchant, F. Gana, R. (2018). Diagnóstico y manejo de la litiasis renal en adultos y niños. Revista Médica Clínica las Condes. 29 (2). 197-212. DOI: https://doi.org/10.1016/j.rmclc.2018.03.002

1.Monroy, D. Mullisaca, R. (2011). Cálculos renales o nefrolitiasis. Revista de Actualización Clínica, 11, 539-543

2.Corbo, J. Wang, J. (2019). Kidney and Ureteral Stones. Emergency Medicine Clinics of North America, 37 (4), 637-648.

3.García, H. Benavidez, P. Psada, P. (2016). Fisiopatología asociada a la formación de cálculos en la vía urinaria. 25 (2), 109-117. DOI: http://dx.doi.org/10.1016/j.uroco.2015.12.012

4.INEC. (2019). ANUARIO DE ESTADÍSTICAS DE SALUD: CAMAS Y EGRESOS HOSPITALARIOS 2018. Recuperado de: https://www.ecuadorencifras.gob.ec/camas-y-egresos-hospitalarios/

5.Graham, A. Luber, S. Wolfson, A. (2011). Urolithiasis in the Emergency Department. Emergency Medicine Clinics of North America. 29 (3), 519-538, DOI: doi:10.1016/j.emc.2011.04.007

6.Peña, J. (2016). Avances y retos en la fisiopatología y tratamiento de la nefrolitiasis. Acta médica grupo Angeles, 14 (3), 155-160

7.Teichaman, J. (2004). Acute Renal Colic from Ureteral Calculus. The new england journal of medicine. 684-693. DOI: 10.1056/NEJMcp030813

8.Susaeta, R. Benavente, D. Marchant, F. Gana, R. (2018). Diagnostico y manejo de la litiasis renal en adultos y niños. Revista Médica Clínica las Condes. 29 (2). 197-212. DOI: https://doi.org/10.1016/j.rmclc.2018.03.002

9.Fox, P. Assimos, D. Sue, M. Preminger, G. (2012). CLINICAL EFFECTIVENESS PROTOCOLS FOR IMAGING IN THE MANAGEMENT OF URETERAL CALCULOUS DISEASE: AUA TECHNOLOGY ASSESSMENT. American Urological Association (AUA) Guideline. Recuperado de: https://www.auanet.org/guidelines/imaging-for-ureteral-calculous-disease.

10.Angulo, J. Bernardo, N. Zampolli, H. Rivero, M. Davila, H. Gutierrez, J. (2017). Tendencias en el manejo de la litiasis urinaria en América Latina, España y Portugal: resultados de una encuesta en la Confederación Americana de Urología (CAU). Actas Urológicas Españolas. 42 (1). 33-41. DOI: http://dx.doi.org/10.1016/j.acuro.2017.03.007

CAPÍTULO 7

HERNIA INGUINAL
David Andrés Paredes Valdivieso

Caso Clínico

Hombre de 66 años de edad, de ocupación albañil. No presenta antecedentes patológicos familiares ni quirúrgicos. Antecedentes patológicos personales refiere estreñimiento crónico. Entre sus hábitos cabe destacar el consumo de 8 unidades de tabaco desde hace 30 años. Enfermedad actual: paciente refiere que hace aproximadamente dos años presenta masa en región inguino escrotal derecha que ha aumentado de tamaño progresivamente hace 7 meses, la misma que desaparecía cuando se encontraba en decúbito o en reposo y ahora se ha vuelto irreductible, generando dolor a nivel de la zona mencionada luego de realizar esfuerzo. En las últimas 3 horas aumenta dolor y sensación de pesantez en zona inguinal por lo que acude.

Exploración física

Tensión arterial: 125/85.
Frecuencia cardiaca: 80 lpm.
Frecuencia respiratoria: 20 rpm.
Índice de masa corporal: 28kg/m2.
Estado de conciencia: paciente consciente, orientado en tiempo espacio y persona.
Cabeza y cuello: Sin patología aparente.
Exploración neurológica: Sin alteraciones.
Tórax: Simétrico, expansible, ruidos cardiacos rítmicos y sin soplos.
Pulmones: Disminución del murmullo vesicular sin ruidos sobre añadidos.
Abdomen: Algo globoso, ruidos hidroaéreos presentes. Levemente doloroso a la palpación profunda en fosa iliaca derecha e hipogastrio.
Región genital: Se evidencia masa en lado derecho de aproximadamente 4 centímetros con dolor leve a la palpación. Es irreductible a la misma, protruye al levantarse y al realizar maniobras de Valsalva y al toser es percibido el impulso del mismo en dedo índice en canal inguinal.

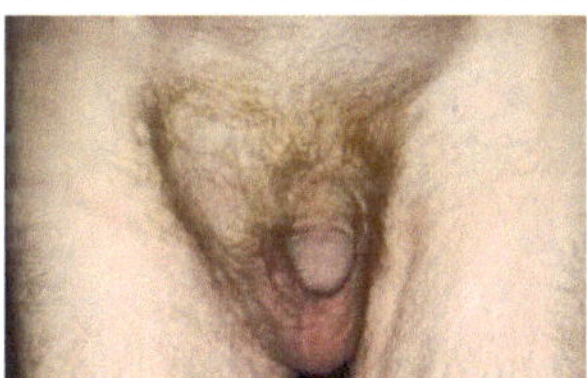

Figura 1 (Ansari, 2017)

Lista de Problemas
- Estreñimiento crónico.
- Consumo excesivo de tabaco.
- Actividad extenuante.
- Masa en región inguino escrotal dolorosa a la palpación.
- Sensación de pesantez.

Agrupación Sindrómica
Tabla 1. Diagnostico Diferencial.

	Hernia Inguinal	Hidrocele	Neoplasia Testicular
Consistencia	Blanda	Blanda o Dura	Dura, solida e irregular
Dolor	Dolor leve	Indoloro	Indolora
Modificaciones del tamaño con el tiempo	Crecimiento lento con el pasar del tiempo	Crecimiento moderado con el pasar del tiempo	Crecimiento moderado con el pasar del tiempo
Transiluminación	Negativa	Positiva	Negativa
Maniobra de Valsalva	Positiva	Negativa	Negativa

Fuente: Elaboración Propia.

Exámenes Complementarios
Debido a la evidencia mencionada en el caso clínico fueron innecesarios los estudios complementarios.

Diagnóstico Definitivo
Hernia Inguinal Directa.

Definición
Hernia se define como una protrusión del contenido de la cavidad abdominal a través de un defecto de la pared abdominal, sea congénito o adquirido. (Varela, 2018).

Anatomía
Es importante tener en cuanta las relaciones que existen entre los músculos,

fascias, vasos sanguíneos, nervios y cordón espermático dentro del conducto inguinal. El conducto inguinal es una región ubicada en la parte anterior de la cavidad pélvica, la cual tiene forma de un cono y mide aproximadamente 4 a 6 centímetros. Es atravesado por el cordón espermático; el cual contiene tres arterias, tres venas, dos nervios, el conducto deferente y el plexo pampiniforme. El conducto inguinal se inicia en la pared posterior a nivel del anillo inguinal interno y termina en dirección medial a nivel del conducto inguinal externo, punto en el cual es atravesado por la aponeurosis del musculo oblicuo externo y por el cordón espermático. El conducto inguinal esta limitado a nivel superior y externo por el músculo oblicuo interno, el ligamento inguinal a nivel inferior, la aponeurosis del músculo oblicuo externo en sentido anterior, por el músculo transverso del abdomen y la fascia transversalis en sentido posterior. Además, es importante mencionar estructuras como el ligamento de Cooper, haz iliopúbico, tendón conjunto y ligamento lagunar que van a rodear al conducto inguinal. El anillo femoral está limitado en sentido posterior por el ligamento de Cooper, el ligamento inguinal y el haz iliopúbico en sentido anterior, el ligamento lagunar hacia la línea media y la vena femoral hacia afuera (Justin P. Wagner, 2015).

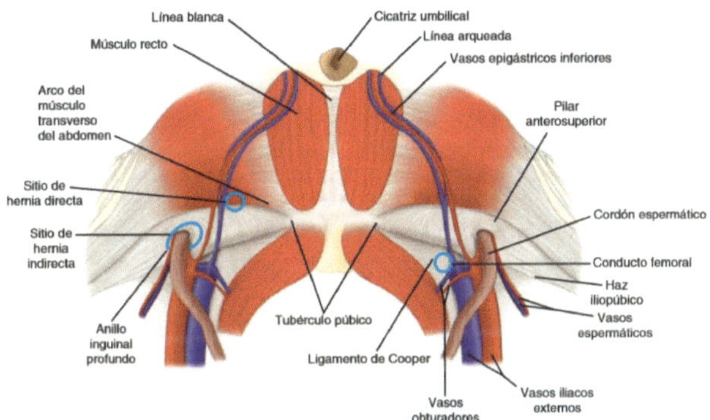

Figura 2 Perspectiva posterior de anatomía inguinal (Justin P. Wagner, 2015)

Epidemiología

De las hernias de la pared abdominal la que se presenta con mayor frecuencia es en la región inguinal con una incidencia aproximada del 75 %. Alrededor del 50% de las hernias inguinales son indirectas, 24% son hernias directas y 3 % hernias femorales (Gutiérrez, 2018). Es uno de los procedimientos que se realizan cotidianamente en el ámbito de la cirugía general. Se dice que su prevalencia es mayor en hombres que en mujeres y con mayor frecuencia de forma unilateral en el lado derecho. Además, su prevalencia y posibles complicaciones aumenta con la edad.   La incidencia de hernia inguinal en varones ocurre con más recurrencia en menores de un año y en mayores de 40 años llegando a tener una prevalencia en mayores de 75 años de un 47% (Justin P. Wagner, 2015). Se tiene la teoría de que las hernias inguinales tiene una mayor frecuencia en el lado derecho debido a un descenso más lento del testículo derecho durante el desarrollo fetal. (Mark A. Malangoni, 2014)

Fisiopatología

Existen teorías y datos limitados sobre las causas del desarrollo de hernia inguinal, las cuales pueden ser congénitas y adquiridas. Se habla de hernia congénita generalmente a la que se da en la población pediátrica, por la presencia de un proceso vaginal permeable, debido la falla en el cierre del peritoneo (figura3). Este proceso se realiza entre las 36 y 40 semanas, por lo que existe mayor prevalencia de hernias inguinales en niños prematuros. En cuanto a las hernias adquiridas se habla de una menor resistencia muscular o debilidad de los tejidos, actividad fatigante y antecedentes familiares. Existen algunos estudios en los cuales se cree que la actividad física fatigante es un factor de riesgo para la presencia de hernia inguinal. Ya que el mismo puede aumentar la presión intraabdominal; al igual que la presencia de tos crónica. A su vez también se han encontrado estudios que revelan una incidencia ocho veces mayor de presentar hernia inguinal si existía un antecedente familiar positivo (Justin P. Wagner, 2015). Alteraciones en el balance del colágeno tipo I y III figuran como factor de riesgo para la presencia de hernia abdominal, estas pueden ser debidas al consumo de tabaco o a presencia de síndromes como Ehlers Danlos o Marfan (Varela, 2018).

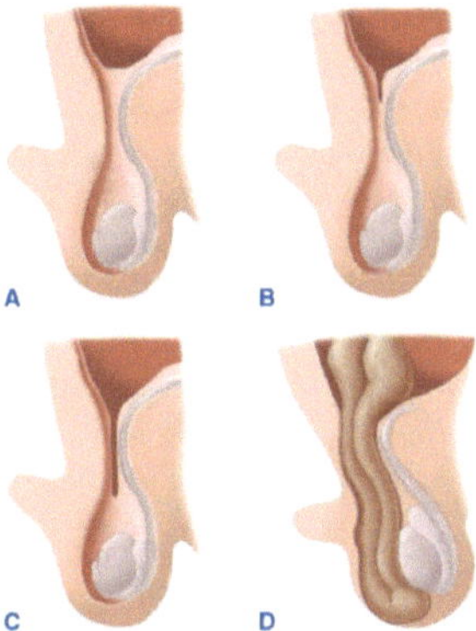

Figura 3. Grados variables de cierre del proceso vaginal (PV). A. PV cerrado. B. PV mínimamente permeable. C. PV moderadamente permeable. D. Hernia escrotal (Justin P. Wagner, 2015).

Diagnóstico

El diagnóstico está dado principalmente por la presencia de una masa en la zona inguinal, asociado a dolor, pesantez, incomodidad y sensación de parestesia debido a la compresión de los nervios inguinales. El dolor generalmente puede ser desencadenado debido a la presencia de actividad física. Suelen causar mayor dolor las hernia cuando se incarceran o estrangulan (Mark A. Malangoni, 2014). Se debe preguntar el tiempo de aparición y si ha habido cambios en cuanto al tamaño de la hernia; ya que las mismas suelen aumentar de tamaño con el paso del tiempo. También es de utilidad preguntar si ha existido cambios en los hábitos intestinales, o existe sintomatología urinaria las cuales pueden indicar la presencia de una hernia por deslizamiento (Justin P. Wagner, 2015). La exploración física es importante realizarla con el paciente en posición de pie ya que la misma va aumentar la presión intrabdominal. Para facilitar el examen visual se pedirá al paciente que realice la maniobra de Valsalva. Si a la visualización no se detecta una hernia evidente se procederá a confirmar la presencia de hernia mediante la palpación. La exploración del conducto inguinal se la realiza a través del escroto con el dedo índice, y de igual manera se pide al paciente que realice la maniobra de Valsalva pudiendo de esta forma identificar la presencia o no de hernia (figura 4). Esta exploración tiene que ser realizada de forma bilateral. Al realizarla si la fuerza transmitida por la tos se puede controlar, se cree que la hernia es indirecta; si el impulso de la tos aún está presente se cree que la hernia es directa (Justin P. Wagner, 2015) (Mark A. Malangoni, 2014). En caso de un diagnostico dudoso puede utilizarse métodos de imagen como la ecografía, tomografía computarizada y resonancia magnética nuclear teniendo esta última mayores niveles de sensibilidad y especificidad que las anteriores (Justin P. Wagner, 2015).

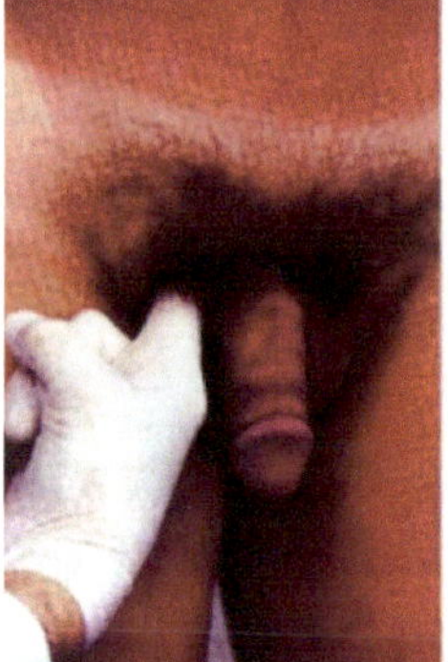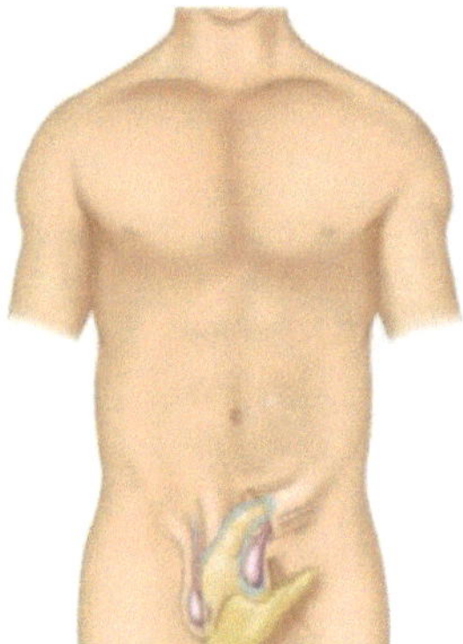

Figura 4 Exploración digital del conducto inguinal. (Justin P. Wagner, 2015) (Garcia, 2013)

Clasificación

Es de vital importancia realizar una adecuada clasificación de las hernias inguinales; ya que de ello va a depender su abordaje quirúrgico (M.E. Romero Vargas, 2018). Las hernias se pueden clasificar según su orificio de entrada en directas, indirectas y femorales. Las hernias directas su saco herniario se origina directamente de la pared abdominal protruyendo a la parte media con respecto a los vasos epigástricos inferiores, a través del piso del triángulo de Hesselbach, sin pasar por el anillo inguinal profundo, mientras que las hernias indirectas la salida del contenido abdominal es a través del anillo inguinal profundo, por fuera de los vasos epigástricos inferiores, pudiendo llegar hasta el escroto (Figura 5) (Castillo, 2013). Las hernias femorales protruyen a través de un anillo femoral debido a un defecto en la fascia transversalis (Justin P. Wagner, 2015). En la actualidad existen muchos sistemas de clasificación de las hernias inguinales. Uno de los más sencillos y muy utilizado es el sistema Nyhus (tabla 2). (Mark A. Malangoni, 2014).

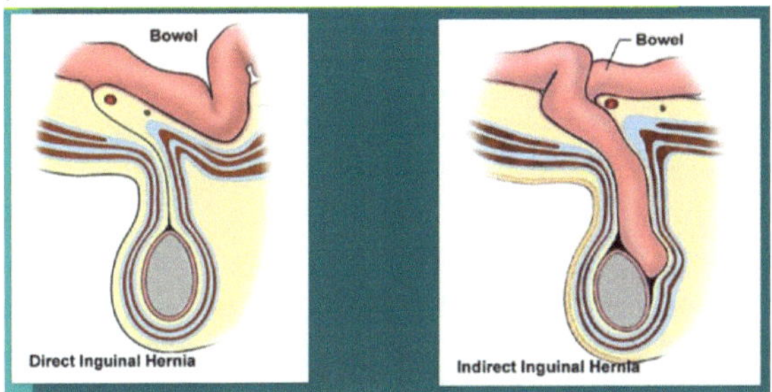

Figura 5 Hernia inguinal directa. Hernia inguinal indirecta.

Clasificación Nyhus		
TIPO I		Hernia indirecta.
TIPO II		Hernia indirecta. Anillo dilatado sin impacto en el suelo del conducto. No llega al escroto.
TIPOIII	IIIA	Hernia directa de cualquier tamaño.
	IIIB	Hernia indirecta que afecta pared posterior. Hernias escrotales y en pantalón.
	IIIC	Hernia crural.
TIPO IV		Hernia recurrente.

Tabla 2 (M.E. Romero Vargas, 2018).

Manejo Terapéutico

El tratamiento definitivo de las hernias inguinales es la reparación quirúrgica. Sin embargo, se ha planteado en los últimos años una estrategia no quirúrgica como un método seguro, en pacientes que presenten hernia inguinal, con poca sintomatología y que no incremente el riesgo de complicaciones de la hernia. Principalmente este tratamiento va dirigido al control de la presión, del dolor y protrusión del contenido abdominal. Mientras tanto existe mayores complicaciones en las hernias femorales y en aquellas que presenten sintomatología como son las hernias incarceradas y estranguladas por lo que la reparación quirúrgica se debería realizar de una manera más rápida (Justin P. Wagner, 2015). Las reparaciones quirúrgicas de las hernias se basan en utilización de material sintético y protésico para reforzar el área debilitada y repararla (Castillo, 2013).

Complicaciones

En las reparaciones de hernias inguinales pueden ocurrir las siguientes complicaciones: infección de herida, hemorragia, lesión de estructuras adyacentes, seroma. Puede presentar también dolor inguinal y a su vez recidiva de la hernia. (Justin P. Wagner, 2015)

BIBLIOGRAFÍA

1.Ansari, P. (Noviembre de 2017). Manual MSD. Obtenido de https:// www.msdmanuals.com/

2.Castillo, D. M. (2013). Hernias de la Pared Abdominal. En D. A. Dr. D. Pacheco Rodriguez, Bases de la Medicina Clínica. Para estudiantes de medicina . Santiago: Prefacios.

3.Garcia, D. G. (26 de Diciembre de 2013). Slide Share. Obtenido de https:// es.slideshare.net/

4.Gutiérrez, C. G. (2018). Caracterización de la Hernia Inguinal Recurrente en adultos del Sexo Masculino. Guatemala.

5.Justin P. Wagner, F. C. (2015). Hernias Inguinales. En F. C. Brunicardi, Schwartz. Principios de Cirugía.10ª Edición (pág. 1405). California: Mc Grae Hill.

6.M.E. Romero Vargas, C. d. (2018). Compendio de las clasificaciones anatomicas de las hernias de pared abdominal y validez actual de las mismas. Cirugía Andaluza, 74-76.

7.Mark A. Malangoni, M. J. (2014). Hernias. En C. T. JR., SABISTON. TRATADO DE CIRUGÍA 19 ED (págs. 1114-1115). Barcelona: S.A. Elsevier.

8.Varela, D. P. (2018). Hernias de la Pared Abdominal. Clin Quir FM UdelaR, 1.

CAPÍTULO 8

QUISTES OVARICOS
Lenin Sebastian Pilpe Marcillo

Caso Clinico

Datos de Filiación: Paciente femenina de 46 años de edad, de color de piel blanca y ocupación contadora.

Motivo de Consulta: Acude al Hospital General IESS Ibarra de la ciudad de Ibarra, por aumento de volumen del abdomen y dolor.

Enfermedad Actual: Refirió historia de dolor abdominal y aumento progresivo de volumen del abdomen con un curso insidioso de un año de evolución. Además, se quejaba de trastornos miccionales como disuria y polaquiuria. Se decidió su ingreso para estudio y tratamiento.

Antecedentes Patológicos Personales: Asma bronquial grado III.

Antecedentes Gineco Obstetricos: Dos gestaciones, un parto y un aborto. Edad de la menarquia: 12 años con características normales. Fórmula menstrual actual: 4/28; fecha de la última menstruación: 8 de noviembre de 2010. No refirió alteraciones menstruales. Edad de las primeras relaciones sexuales: 19 años. Método anticonceptivo empleado: condón.

Examen Físico: Paciente normolínea, con abdomen globoso, con peso corporal de 60 Kg y talla: 1,65 cm. Abdomen: globoso, depresible, doloroso a la palpación superficial y profunda en hipogastrio. Se palpó una tumoración redondeada hacia todo el hipogastrio y región supraumbilical de aproximadamente 10 cm, móvil, no dolorosa, redondeada, de bordes bien definidos, lisos, renitentes y escasamente movibles. Examen genital: vulva y periné con características normales. Examen con espéculo: vagina y cervix de aspecto normal, no leucorrea. Tacto vaginal: vagina húmeda, cuello no doloroso. Fondo de sacos vaginales normales. Útero en anteversoflexión desplazado hacia la izquierda. Se palpó una tumoración, de aproximadamente 10 cm que ocupaba todo el hipogastrio y parte del epigastrio, móvil, de consistencia renitente, no dolorosa. Se pensó en una tumoración gigante del ovario. Se indicaron exámenes complementarios.

Laboratorio:
• Hb: 12,5 g/L.

- Htto: 0,40
- Eritrosedimentación: 10 mm/h.
- Coagulograma: tiempo de coagulación: 1 minuto,
- Tiempo de sangrado: 8 minutos.
- Plaquetas: 210 mm/L, coágulo: retráctil.
- Serología: No reactiva.
- TGO: 1, 0 UI
- TGP: 9,0 UI
- Glucemia: 5,4 mmol/L.

Imagenologia:

- Rayos X de tórax: normal.
- Ultrasonografía: hígado de tamaño normal y ecopatrón homogéneo. Vesícula de tamaño normal y paredes normales con litiasis gruesa hacia el cuello. Bazo, páncreas y riñón derecho normales. Ureterohidronefrosis ligera del riñón izquierdo sin poder definir obstáculo. Se observó una imagen a la izquierda de la línea media, que crece desde hipogastrio hasta epigastrio, de aspecto quístico, de 150 x 75 mm, sin poder definir etiología u órgano de origen. Útero en anteversoflexión de tamaño normal sin DIU, en la proyección anexial derecha se observó una imagen ecolúcida tabicada de 46 x 62 mm, de aspecto quístico; el anejo izquierdo impresiona estar involucrado o dar origen a la imagen ecolúcida gigante. No adenopatías, falso riñón, ni líquido libre en cavidad abdominal, ni en el fondo del saco de Douglas.

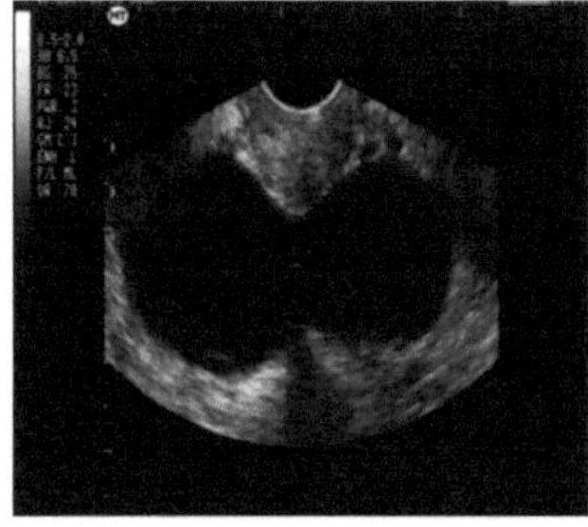 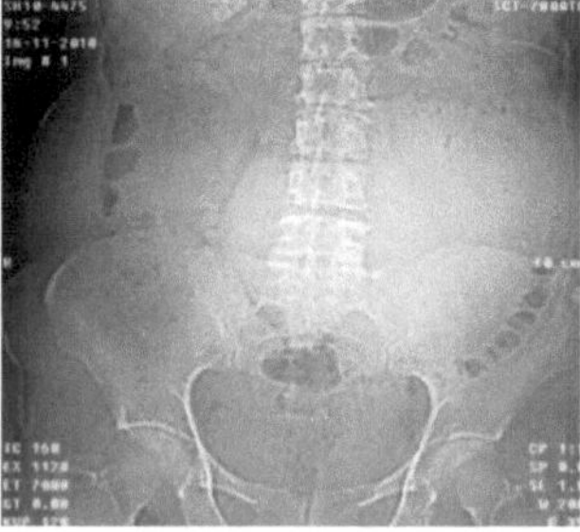

TAC simple y contrastada de abdomen e hipogastrio: Se observa en el topograma aumento de la densidad de partes blandas que desplaza las asas intestinales. (Figura 2). Hígado de forma, tamaño, localización y densidades normales y homogéneas, no se observa dilatación de vías biliares ni del sistema vascular intrahepático. Vesícula de forma, tamaño, paredes y densidades normales. Litiasis en su interior, no dilatación de vías biliares extrahepáticas. Bazo de forma, tamaño, posición y densidad normales. El páncreas de tamaño, posición, morfología y densidades normales. No procesos quísticos ni sólidos, no dilatación del conducto pancreático, ni colecciones periviscerales. Riñón derecho de tamaño, morfología, localización y densidad normales. No se observa litiasis ni hidronefrosis. Existe buena relación entre parénquima renal y porción excretora. Riñón izquierdo de tamaño, morfología, localización y densidad normales. No se observa litiasis, ureterohidronefrosis ligera. Existe buena relación entre parénquima renal y porción excretora. No se observan adenopatías intraabdominales en los cortes realizados. El diámetro, morfología y situación de los vasos intraabdominales son normales, no se observan placas ateromatosas calcificadas.

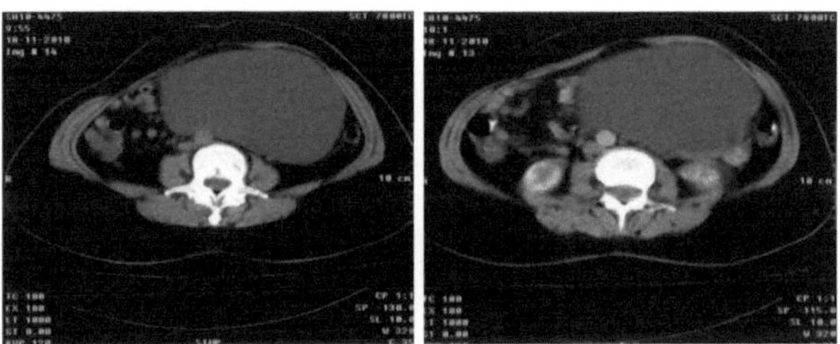

Útero de tamaño y densidades normales. En el ovario izquierdo hay una gran tumoración quística de 170 x 160 mm que crece hacia arriba extendiéndose hasta el mesogastrio y abombando la pared anterior que desplaza los órganos de la cavidad abdominal, incluyendo las estructuras vasculares hacia el lado contralateral, y que no varía su densidad con la administración de contraste. En el ovario derecho se observó una imagen hipodensa de 60 x 55 mm de aspecto quístico con paredes de 14 mm que no aumenta su densidad con la administración del contraste.

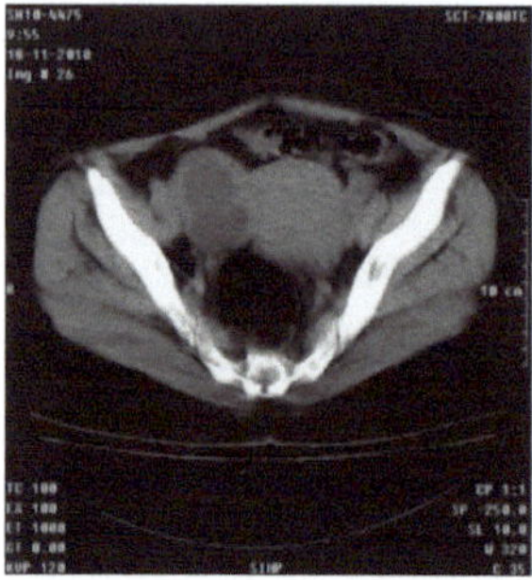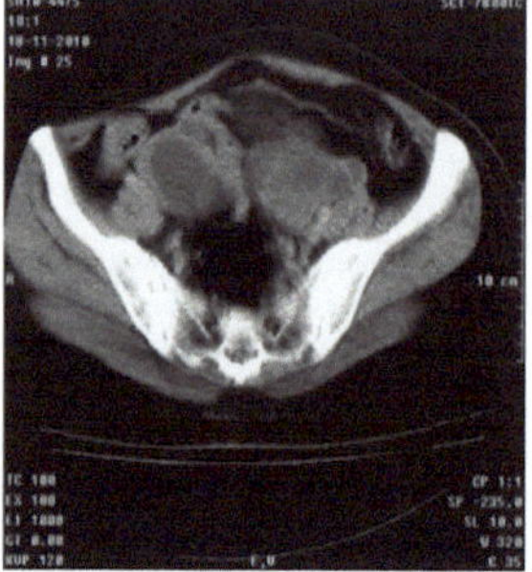

Tratamiento: La paciente fue sometida a intervención quirúrgica. Se realizó laparotomía exploradora. Se realizó una incisión media infraumbilical, que se prolongó bordeando el ombligo para ampliar campo quirúrgico. Se observó útero de aproximadamente 10 cm, anteverso móvil de características macroscópicas normales. Anexo derecho tumoral quístico de 6 cm libre en la cavidad que corresponde, con ovario grande y trompa que cabalga sobre el proceso y adherida a este. Anexo izquierdo tumoral de 17 cm, quístico, con zonas de hemorragias.

Se procedió a realizar histerectomía total abdominal con doble anixectomía y apendicectomía profiláctica. Se comprobó la hemostasia y se cerró la cavidad abdominal. Al segundo día de operada tenía una evolución satisfactoria y fue dada de alta. En la consulta posoperatoria se encontraba asintomática. Evolución normal. Se discutió el resultado de la biopsia.

Lista de Problemas
- Dolor abdominal
- Aumento progresivo de volumen del abdomen
- Disuria
- Polaquiuria
- Asma bronquial grado III
- Aborto
- Masa palpable no dolorosa en hipogastrio

Agrupacion Sindromica

	Sindrome Ovarico Quistico	Sindrome Neoplasico Gastrico
Dolor abdominal	Presente	Presente
Abdomen globoso	Presente	Presente
Disuria	Ausente	Presente
Poliaquiuria	Ausente	Ausente
Asma bronquial grado ii	Ausente	Presente
Aborto	Presente	Presente
Masa palpable	Presente	Presente

Diagnostico Presuntivo
• Masa anexial ovárica
• Neoplasia ovarica

Examenes Complementarios
• Rx abdomen
• Ecografia abdominal
• Ecografia pélvica
• Exámenes de laboratorio
• Marcadores tumorales

Diagnostico Definitivo
• Cistadenoma seroso del ovario izquierdo

Concepto
Las mujeres presentan dos ovarios, cada uno del tamaño y forma similar a una almendra, ubicados a cada lado del útero. Los quistes ováricos son sacos o bolsas llenos de líquido en un ovario o en su superficie. Los óvulos, que se producen y maduran en los ovarios, se liberan con cada ciclo mensual durante los años fértiles. (]Schorge JO, 2014)

Muchas mujeres tienen quistes ováricos en algún momento de su vida. La mayoría de los quistes ováricos no presentan molestias o su sintomatología es muy escasa casi imperceptible y no resultan perjudiciales. La mayoría desaparece sin tratamiento en unos pocos meses. Sin embargo, los quistes ováricos principalmente, los que se han roto pueden producir síntomas graves. (]Schorge JO, 2014)

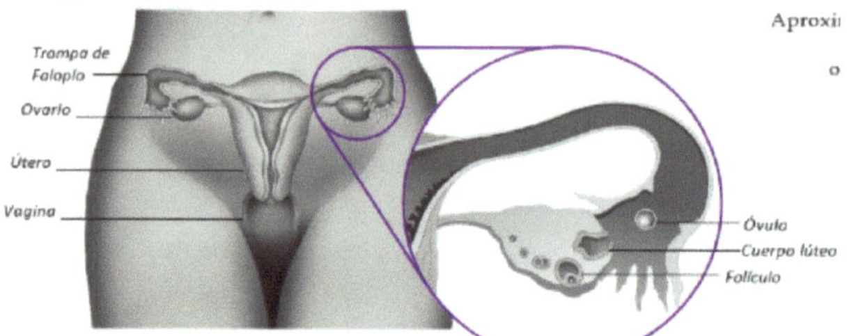

Los ovarios se encuentran en ambos lados del útero. Todos los meses, se libera un óvulo de uno de los ovarios dentro de una de las trompas de Falopio. Este proceso se denomina ovulación

Epidemiología

Hay muchas clases de tumores del ovario, tanto benignos como malignos. Alrededor del 80 % son benignos y la mayoría de ellos aparece en mujeres jóvenes, con edades comprendidas entre los 20 y los 48 años. También se reporta una alta incidencia de tumores de ovario en la etapa del climaterio, comprendida entre los 35 y 65 años de edad. (Brun, 2012)

Los tumores benignos del ovario no constituyen un grupo bien definido, pues si bien muchos de ellos son claramente benignos, otros en su evolución pueden malignizarse. Alrededor del 75-85 % de los tumores de ovario son en principio benignos. (Brun, 2012)

Métodos Diagnósticos

Si se detecta un quiste durante un examen pélvico o examen por imágenes. Se podrían recomendar exámenes que proporcionen más información. Entre los más útiles encontramos: un examen de ecografía (ultrasonido) transvaginal o un examen de ecografía ecografía (ultrasonido) transabdominal y en algunos casos también se puede pedir un análisis de sangre. (Alcázar, 2014)

Examen por Ecografía (Ultrasonido)
Un examen por ecografía es un examen por imágenes que usa ondas sonoras para crear imágenes de los órganos internos. Durante este examen, se introduce un instrumento delgado que se llama transductor en la vagina o el abdomen. (]Cotte, 2016)

Las imágenes que crean las ondas sonoras revelan la forma, el tamaño, la ubicación y si el quiste es sólido o está lleno de líquido. Estas características pueden dar una idea del tipo de quiste que tiene e incluso si el quiste es benigno o maligno. (]Cotte, 2016)

Análisis de Sangre
En algunas mujeres con cáncer ovárico se puede encontrar niveles de ciertas sustancias en la sangre, estas sustancias se llaman marcadores tumorales. Se puede hacer un análisis de sangre para medir los niveles de algunos de estos marcadores. (MsC. Laura María Pons Porrata, 2014)

Estos análisis de sangre no pueden diagnosticar cáncer ovárico y no se deben usar como método diagnóstico. Los resultados se usan para determinar la probabilidad de que un quiste o una masa anexial en el ovario sea cáncer. (MsC. Laura María Pons Porrata, 2014)

La prueba de detección más utilizada de estos marcadores mide el nivel de una sustancia en la sangre que se llama CA-125. Un mayor nivel de CA-125 en sangre, junto con ciertos hallazgos en los exámenes de ecografía y los hallazgos físicos, pueden plantear ciertas inquietudes sobre la presencia de cáncer ovárico, especialmente en mujeres que atravesaron su periodo de la menopausia.

El análisis de sangre para CA-125 tiene muchas limitaciones. Se estima que aproximadamente la mitad de las mujeres con cáncer ovárico en las primeras etapas de evolución, tiene un nivel normal   de CA-125. Debemos tener presente que los niveles de CA-125 pueden aumentar a causa de muchos otros problemas médicos no relacionados con cáncer, como en el embarazo, los fibromas, endometriosis y sobre todo enfermedades del hígado. Estos problemas médicos ocurren con mayor frecuencia en las mujeres premenopáusicas. Por este motivo, la prueba de CA-125 es más exacta para detectar cáncer en las mujeres postmenopáusicas. (MsC. Laura María Pons Porrata, 2014)

Clasificación

Los quistes ováricos son muy comunes en las etapas fértiles de las mujeres. Pueden ocurrir durante los años en que la mujer puede procrear o después de la menopausia. La mayoría de los quistes ováricos son benignos (no cancerosos). (Sarah A. Marshall, 2019)

Quistes Funcionales

El más común de los quistes ováricos se llama quiste funcional. Los quistes funcionales se forman a causa de la ovulación. Todos los meses, se comienzan a madurar varios óvulos en el ovario. Cada óvulo está rodeado por un saco que se llama folículo. Durante la ovulación, uno de los óvulos se madura completamente y se libera de su folículo a una trompa de Falopio. El folículo ahora vacío comienza a producir una hormona que se llama progesterona. En esta etapa, el folículo se llama cuerpo lúteo. Si el óvulo no ha sido fertilizado por un espermatozoide, el cuerpo lúteo se encoge. (Sarah A. Marshall, 2019)

Hay dos tipos de quistes funcionales:

1.Los quistes foliculares se forman cuando el folículo no se abre para liberar el óvulo. El folículo comienza entonces a llenarse de líquido y se forma un quiste.

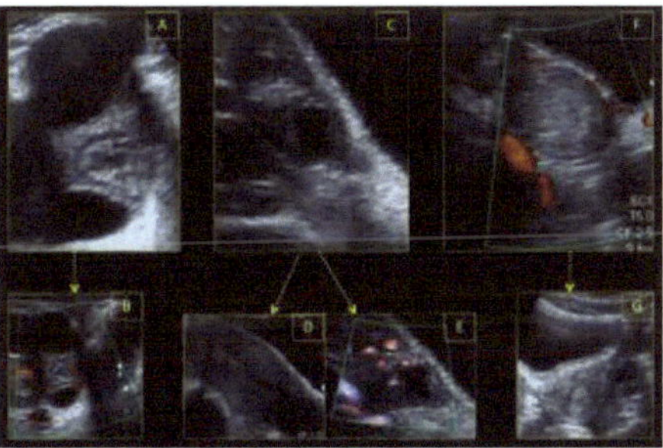

Colección simple redonda u ovoidea unilocular, anecogenica, pared externa delgada y lisa. Generalmente unilateral, no sobre pasa los 50 nm.

2.Los quistes del cuerpo lúteo se forman cuando el folículo vacío se sella después de liberar el óvulo. Estos quistes pueden contener sangre y otros líquidos.

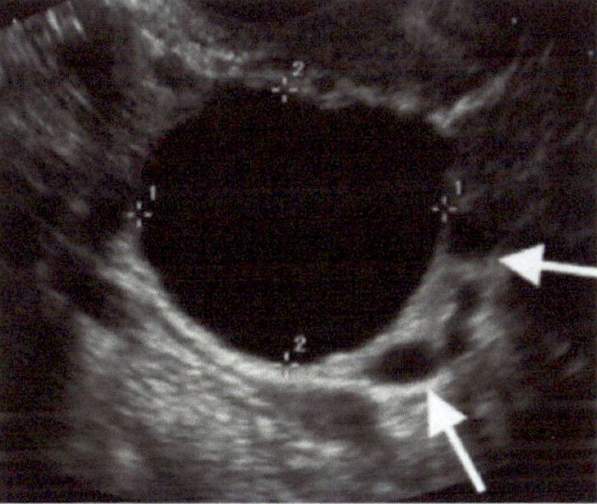

Formacion hipoecogenica, generalmente mide menos de 20 nm. Se produce la característica imagen como un halo de fuego.

Por lo general estos dos tipos de quistes no causan síntomas. A veces, pueden causar una leve molestia o leve dolor a un lado de la parte inferior del abdomen. La mayoría de los quistes funcionales desaparecen sin tratamiento al cabo de 6–8 semanas. (Sarah A. Marshall, 2019)

Teratomas

Un teratoma es un quiste que contiene distintos tipos de tejido que componen el cuerpo, como piel y cabello. Estos quistes pueden estar presentes al nacer, pero pueden crecer durante los años de fertilidad de la mujer. Es posible encontrarlos en uno o en ambos ovarios. En casos muy raros, algunos teratomas pueden llegar a ser cancerosos. (Ross, E.K, 2013)

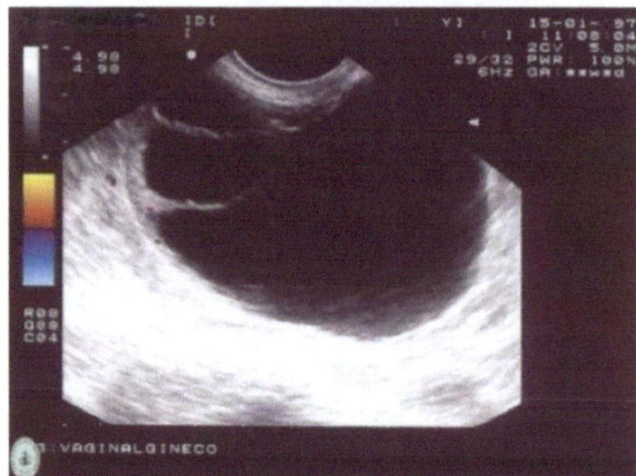

Son ecogenicos, uni o multiloculares, paredes ecorrefringentes, por la presencia de calcificaciones

Cistoadenomas

Un cistoadenoma es un quiste que se forma de las células en la superficie externa del ovario. En ocasiones se encuentran llenos de un líquido acuoso o de un gel denso y pegajoso. Por lo general son benignos, aunque pueden crecer muy grandes. (Ross, E.K, 2013)

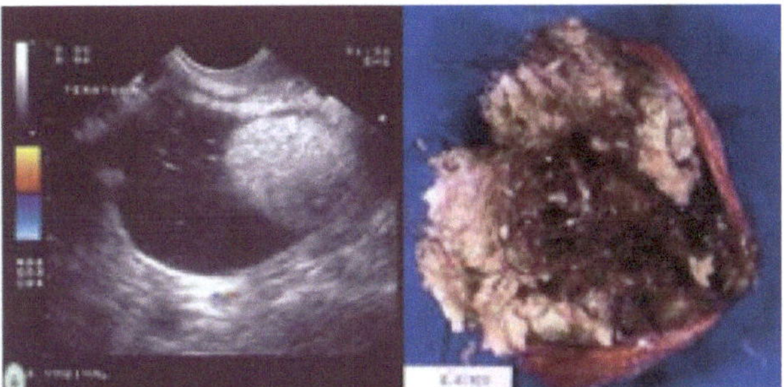

*Quiste uni o multilocular, de paredes delgadas y de contenido acuoso,
superficie lisa*

Endometriomas

Un endometrioma es un quiste ovárico que se forma a causa de
endometriosis. En este problema médico, el tejido endometrial que
generalmente recubre el útero, se forma en áreas fuera del útero, como en los
ovarios. Este tejido responde a los cambios mensuales de las hormonas.
(Ross, E.K, 2013)

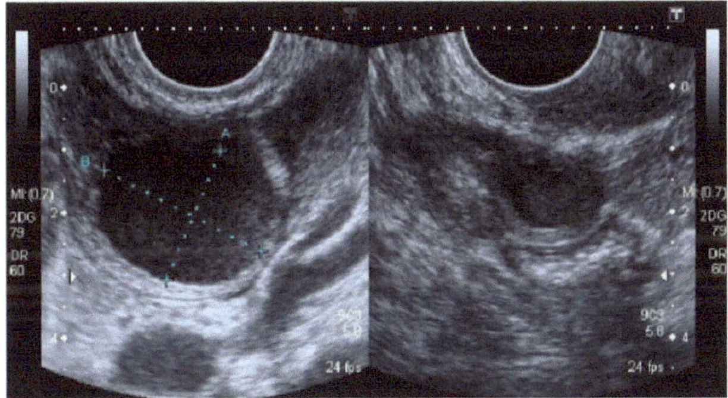

Manifestaciones Clínicas

La mayoría de los quistes ováricos no producen síntomas. Muchos se detectan durante un examen pélvico de rutina o examen por imágenes que se hace por otro motivo. Algunos quistes pueden causar un dolor referido o agudo en el abdomen y durante ciertas actividades. (Dolan MS, 2017)

Los quistes más grandes pueden causar una torsión (torcedura) en el ovario. La torsión por lo general provoca dolor en un lado similar a un dolor tipo cólico, es decir de aparecimiento y desaparición repentina, que comienza muy repentinamente. (Dolan MS, 2017)

Los quistes que sangran o se desgarran (revientan) provocan un dolor intenso y repentino. Sin embargo, otros problemas médicos pueden producir estos síntomas, como un embarazo ectópico, los fibromas y las infecciones pélvicas. Las infecciones del sistema digestivo y los cálculos renales también pueden causar dolor en la parte inferior del abdomen. (Dolan MS, 2017)

Manejo Terapéutico

Tenemos varias opciones de tratamiento para los quistes ováricos. La selección de una opción dependerá de muchos factores, como el historial familiar de cáncer ovárico o de mama, el tipo de quiste, si presenta sintomatología, el tamaño del quiste y la edad de la paciente. (Laura Aibar, 2016)

Espera Vigilante

Una de las maneras más utilizadas es el tratamiento expectante, es decir dar seguimiento a un quiste con una estrategia de espera vigilante, que consiste en enviar exámenes repetidos de ecografía para ver si el tamaño o el aspecto del quiste ha cambiado. En este punto el especialista es quien decidirá cuándo repetir el examen por ecografía y la duración del seguimiento. (Laura Aibar, 2016)

Dado que la mayoría de los quistes funcionales desaparecen por su cuenta después de uno o dos ciclos menstruales. Incluso los quistes más grandes, de hasta 10 cm, pueden desaparecer por su cuenta. La opción de espera vigilante es posible en muchos casos que no presenten complicaciones clínicas. (Laura

Aibar, 2016)

Cirugía

Generalmente se recomienda operar si el quiste es muy grande o produce síntomas en la paciente, o si se sospecha de cáncer. El momento para hacer la cirugía, la magnitud de la misma y el tipo de cirugía depende de varios factores:

- El tamaño y tipo de quiste
- La edad y si tiene otros problemas médicos
- Los síntomas
- El deseo de tener hijos

En este contexto extraer uno o ambos ovarios puede influir en la capacidad de una mujer para tener hijos. Si se debe someter a una cirugía y desea tener hijos en el futuro, es posible extraer el quiste y dejar las partes funcionales del útero. Esta cirugía se llama cistectomía. En casos donde la morfología del quiste no permite extraer únicamente el saco quístico, puede que sea necesario extirpar uno o ambos ovarios. Esta cirugía se llama ovariectomía. (Vargas-carrillo, 2013)

Cirugía Mínimamente Invasiva

Si se comprueba que el quiste es benigno, se recomienda hacer una cirugía mínimamente invasiva. La cirugía mínimamente invasiva o laparoscópica, se hace por medio de pequeñas incisiones (generalmente de no más de media pulgada de largo) y con un instrumento especial que se llama el laparoscopio. (Vargas-carrillo, 2013)

El laparoscopio es un instrumento largo y delgado que se introduce en el abdomen a través de una pequeña incisión. El instrumento tiene una cámara acoplada a él que permite que el cirujano vea los órganos abdominales y pélvicos en una pantalla electrónica. En la cirugía, se pueden hacer otras pequeñas incisiones en el abdomen para introducir otros instrumentos. A veces, se pueden introducir por la misma incisión que se hace en la piel para el laparoscopio. A este tipo de laparoscopia se le llama laparoscopia de "incisión única". (Vargas-carrillo, 2013)

La laparoscopia ofrece muchos beneficios y conlleva menos riesgos que la cirugía "abierta", que requiere una incisión más grande. Las mujeres que son intervenidas por una laparoscopia permanecen menos tiempo en el hospital, tienen menos dolor y se recuperan más rápido que las mujeres que tienen una cirugía abierta. (Montalvo Sapata VM, 2016)

Cirugía Abierta

En casos donde existen complicaciones y no es posible realizar una cirugía mínimamente invasiva, se realiza cirugía abierta, se hace una incisión horizontal o vertical en la parte inferior del abdomen. La cirugía abierta se puede hacer si se sospecha la presencia de cáncer o si el quiste es demasiado grande para extraerlo por laparoscopia. (Montalvo Sapata VM, 2016)

Por otro lado, se puede presentar el caso que se planifica una laparoscopia, pero se tiene que cambiar a una cirugía abierta después de que comienza la cirugía por complicaciones propias de la patología. (Montalvo Sapata VM, 2016)

1.]Cotte, B. H. (2016). *Ecografía de los quistes y tumores. EMC - Ginecología-Obstetricia, 16-21.*

2.]Schorge JO, S. J. (2014). *Williams Ginecología. . Mexico: Mc.Graw- Hill.*

3.Alcázar, J. L. (2014). *Ecografía tridimensional en la evaluación. Progresos de Obstetricia y Ginecologia, 49-51.*

4.Brun, J.-L. B. (2012). *Epidemiología de los tumores del ovario. EMC-Ginecologia-obstetricia, 46-48.*

5.Dolan MS, H. C. (2017). *Benign gynecologic lesions: vulva, vagina, cervix, uterus, oviduct, ovary, ultrasound imaging of pelvic structures. ELSERVIER, chap 18.*

6.Laura Aibar. (2016). *VALORACIÓN PREQUIRÚRGICA DE UNA MASA ANEXIAL. Servicio de Obstetricia Y Ginecología Hospital Universitario Virgen de Las Nieves, 1-23.*

7.Montalvo Sapata VM, R. G. (2016). *Abordaje diagnóstico y referencia del tumor pélvico ginecológico con sospecha de malignidad. México: Instituto del Seguro IMEMS, 7-24.*

8.MsC. Laura María Pons Porrata, I. M. (2014). *Tumores de ovario: patogenia, cuadro clínico, diagnóstico ecográfico e histopatológico. Santiago de Cuba: MEDISAN.*

9.Ross, E.K. (2013). *Quistes ováricos imprevistos. Cleveland Clinic Journal of Medicine, 503-514.*

10.Sarah A. Marshall, M. -M.-M.-M. (2019). *Obstetricia y ginecología, Endocrinología reproductiva. NorthShore University HelathSystem, 30-35.*

11.Vargas-carrillo, M. A.-p.-a.-B. (2013). *Síndrome de ovarios poliquísticos: abordaje diagnóstico y terapéutico. Revista Biomédica, 191-203.*

CAPÍTULO 9

MIOMATOSIS UTERINA
Dennis Gonzalo Calle Rueda

Caso Clínico
Datos de Filiación
Paciente femenina de 38 años de edad, nacida y residente en Quito
Antecedentes personales: ninguno de importancia
Antecedentes gineco – obstétricos: menarquia a los 11 años, inicio de vida sexual a los 17 años 2 parejas sexuales, ciclos menstruales irregulares de 5 días de duración, sangrado moderado con uso de 2 toallas por día, ciclos de entre 21 – 35 días, nulípara, no refiere método de planificación familiar, Fecha de ultima menstruación: hace 21 días.

Motivo de consulta: Dolor abdominal

Enfermedad actual: Paciente refiere que desde hace aproximadamente 4 meses presenta dolor abdominal moderado en hipogastrio, sin causa aparente, que se intensifica a la micción, no se modifica al movimiento, cede a los analgésicos ibuprofeno 600 mg. mismo que se acompaña de aumento de polimenorrea, metrorragia con el uso de hasta 5 toallas cada día y presencia de coágulos por lo que acude.

Exploración física: Signos vitales: • TA: 130/80 mmhg • Temperatura: 37.2 °C • FC: 86 lxm • FR: 16 rxm • Peso: 77 kg • Talla: 1.65 m

Paciente con palidez de piel y tegumentos, cráneo normo céfalo, pupilas isocóricas normorreactivas a la luz, conjuntiva sin alteraciones, cavidad oral con faringe hiperémica, amígdalas tamaño normal, canales auditivos sin datos patológicos. Cuello cilíndrico no se palpan adenomegalias, sin IY. Tórax normolíneo con ruidos cardiacos rítmicos de buen tono e intensidad, campos pulmonares bien ventilados, sin estertores agregados. Abdomen semigloboso a expensas de panículo adiposo, peristalsis presente, blando, depresible, poco dolor a la palpación media- profunda en marco cólico e hipogastrio, sin datos de abdomen agudo, percusión mate en misma zona, no se palpa hepato ni esplenomegalia, útero no palpable, anexos sin modificación anatómica. Genitales adecuados para edad y sexo, exploración bimanual útero con forma irregular, consistencia semidura. Extremidades integras y simétricas, fuerza muscular conservada 4/5, sin edema, llenado capilar 3"

Exámenes complementarios:
USG PELVICO: Se detecta masa en saco de Douglas de 127 mm por 108 mm sugerente a mioma subseroso pediculado desplazando recto, mioma submucoso de 50 mm por 41 mm y uno mas de 67 mm por 42 mm, sin liquido libre en cavidad.

Biometría Hemática: Eri 3.16 - Hb 9.0 g/dL - Htc 27.7 % - HCM 28 pg - VCM 88 fl - Leu 12.3 miles/uL - Linf 4 % - Mon 4 % - Neu 92 % Segmentados 89 % En banda 3 % - Plq 340 miles/uL

Impresión Diagnostica: miomatosis uterina + Anemia debida a pérdida de sangre Cie 10: D25+D50

Introducción
El término mioma es uno de los más utilizados para identificar a las masas de tipo benigno del tejido muscular liso uterino, cabe recalcar que existen otros términos con los cuales se puede designar a los mismos tales como: fibroma, fibromioma, leiomioma.

Los miomas son consideradas neoplasias sólidas benignas, constituidas en un mayor porcentaje por fibras musculares lisas y en muchas ocasiones acompañadas de tejido fibroso, pueden ser únicas o múltiples, y su sintomatología depende del sitio de localización en el útero, su aparición es frecuente en mujeres nulíparas que se encuentran en edad reproductiva.

Los miomas de localización intramural suelen estar revestidos de la capa endometrial uterina, la ubicación intramural de un mioma uterino se localiza dentro de las fibras musculares lisas, y los subserosos se encuentran hacia la cavidad, estos se caracterizan porque dentro de su sintomatología existen signos de compresión de otros sistemas u órganos tales como aparato urinario, vejiga, órganos digestivos tales como colon dependiendo en cierto grado del tamaño.

Definición
La fibromiomatosis: miomatosis uterina es una de las patologías ginecológicas mas comunes que pueden presentarse en en mujeres en edad

fértil, más común en mujeres de origen afrodescendiente. (Lethaby, 2011). Están constituidos de matriz extracelular, colágeno, fibronectina y proteoglicanos. Aparecen en 60% de las mujeres antes de los 40 años de edad, y en 80% de las mujeres antes de los 50 años de edad. (Ruiz-Sánchez, 2017).

Curiosamente, la raza está asociada con la tasa de crecimiento del mioma, dado que las mujeres de ascendencia africana mantienen una tasa relativamente constante durante la vida reproductiva, mientras que en las mujeres caucásicas los miomas mantienen una tasa de crecimiento más rápida hasta los 35 y una más lenta después de los 45 años. (Vlahos, 2017) Se ha observado que la menarquia temprana, la nuliparidad, el consumo de cafeína y alcohol, la obesidad y la hipertensión arterial aumentan el riesgo, mientras que fumar, posiblemente implicado en una alteración relativa en el metabolismo del estrógeno, ha demostrado disminuir el riesgo de desarrollar fibromas (Vlahos, 2017)

Anatómicamente, los miomas son tumores monoclonales que se expanden, a medida que crecen, entre las células miometriales normales creando una pseudocápsula, que consiste en un haz fibro-neurovascular, que rodea al fibroma y lo separa del miometrio sano (A. Tinelli, 2012). Básicamente, las fibras de colágeno engrosadas y los vasos sanguíneos forman un anillo vascular, que ha sido descrito como el "anillo de fuego" por Doppler color, mientras que por ecografía convencional en escala de grises forma un anillo hiperecogénico alrededor del mioma (A. Tinelli, 2012) La evidencia acumulada respalda la importancia de esta pseudocápsula en la secreción, neurotransmisores y neuropéptidos, como la sustancia P y el péptido intestinal vasoactivo (VIP), así como otras moléculas que están implicadas en la curación de heridas (A. Tinelli A. M., 2009)

Epidemiología
Se estima que 60% de las mujeres llegan a tener miomatosis a lo largo de la vida, con mayor incidencia en la quinta década de la vida, incluso en 70% de la población femenina. (Bulun, 2013).Las mujeres con síntomas atribuidos a los miomas uterinos pueden tener manifestaciones clínicas que abarcan tres aspectos importantes:

1.**Sangrado uterino** en 60%, que en muchos casos no tiene relación con el tamaño o número de miomas. Puede ser muy abundante, incluso puede llevar a la anemia severa que amerite hospitalización para transfusión sanguínea.

2.**Dolor Pélvico** puede ser por efecto de compresión en 25% de los casos; la masa del mioma puede ejercer presión sobre los órganos adyacentes, y el crecimiento acelerado hace que no reaccionen a medidas habituales y analgésicos, por esto en muchas ocasiones la mujer ve limitadas sus actividades diarias y laborales.

3.**Dificultades para la concepción** en 15%, con incremento en la tasa de abortos por la distorsión que causan a la cavidad uterina. Cuando se consigue el embarazo, la miomatosis uterina se asocia con efectos adversos, como: sangrados en el primer trimestre de la gestación, rotura prematura de membranas, presentación anormal, desprendimiento prematuro de placenta, placenta previa, restricción del crecimiento fetal, parto pretérmino y mayor índice de cesáreas. (Bulun, 2013)

Fisiopatología

La patogenia de los miomas se considera multifactorial. Una mutación somática en una sola célula del músculo liso del útero es el evento desencadenante, lo que explica el origen monoclonal de estos tumores (Sefton, 2012).

Sin embargo, los factores genéticos y epigenéticos, incluidas las hormonas esteroides, los factores de crecimiento, las citocinas y las quimiocinas, también están implicados en el desarrollo y crecimiento de los miomas (Bulun, 2013).

Aunque inicialmente se había prestado una atención significativa a los estrógenos, hoy en día, se cree que la progesterona y sus receptores (PR-A y PR-B) juegan un papel clave en el crecimiento del mioma, modulando la expresión de proteínas de señalización del factor de crecimiento y, entre otros, regulando genes asociados con la proliferación, apoptosis y diferenciación (Sefton, 2012).

Hace poco se demostró que la testosterona participa en el crecimiento de los fibromas uterinos. Éstos son tumores monoclonales que surgen de las capas musculares del útero (miometrio) de un solo miocito; desde el punto de vista histológico los fibromas son neoplasias benignas compuestas de tejido muscular, mezcladas con abundante cantidad de matriz extracelular. (Kim JJ, 2012).

Los estudios in vitro han demostrado que el crecimiento de los fibromas depende de la regulación del gen ARNm cuya función se refleja en los procesos celulares y uno de esos procesos son las mutaciones somáticas. (Paul J. Hoffman, 2004).

La mutación más relevante es en la línea germinal, que causa deficiencia de fumarato hidratasa, que predispone a las mujeres a la aparición de múltiples fibromas uterinos. En 40% de los fibromas uterinos se han descrito varios reordenamientos de cromosomas somáticos, todos ellos muy complejos. (Kim JJ, 2012).

En la aparición del mioma existen, al menos, dos componentes distintos: la transformación de miocitos normales en anormales y su crecimiento hasta convertirse en tumores clínicamente aparentes. El primer proceso es muy común, demostrado por la elevada prevalencia de miomas microscópicos. El crecimiento subsiguiente se produce por la expansión clonal. La evolución entre una dotación genética de riesgo y su expresión clínica precisa de factores del entorno que la favorezcan. (Ruiz-Sánchez, 2017).

El origen celular de los fibromas uterinos sigue sin conocerse; sin embargo, varias observaciones sugieren que se originan por la transformación de una sola célula madre del miometrio influida por las hormonas ováricas, de ahí que los estudios genéticos más recientes de los fibromas hagan pensar que se trata de tumores monoclonales. El tejido miometrial contiene células madre somáticas multipotenciales. (Kim JJ, 2012)

Una comparación entre las células de los fibromas y las células miometriales normales encontró que las células madre de los fibromas expresan, marcadamente, baja cantidad de receptores de estrógenos y progesterona.

El crecimiento de las células madre de los fibromas requiere la coexistencia de células miometriales con abundante cantidad de receptores de estrógenos y progesterona y sus ligandos. Además, la acción de las hormonas esteroides en las células madre de los fibromas está mediada por las células miometriales con acción paracrina. (Kim JJ, 2012)

En la formación de los leiomiomas participan cambios epigenéticos que identifican su hipometilación en comparación con el miometrio sano. El crecimiento de los leiomiomas está estrechamente relacionado con los estrógenos y sus receptores. Varios estudios reportan que el ARN mensajero y la expresión de proteínas de los receptores ER-a y ER-B se encuentran en altas concentraciones en los leiomiomas, en comparación con el miometrio sano. De acuerdo con esta hipótesis, los estrógenos pueden ejercer la acción de crecimiento de los leiomiomas estimulando la acción de las citocinas, factores de crecimiento y apoptósicos (factor de crecimiento derivado de plaquetas PDGF, factor de crecimiento epidermoide, EGF). (Joaquín Calaf, 2013)

Los estrógenos son el principal agente inductor del crecimiento de los fibromas porque durante la vida reproductiva de la mujer aumentan de tamaño y disminuyen después de la menopausia. El embarazo favorece su evolución y, en cambio, el hipoestrogenismo inducido por el tratamiento con agonistas o antagonistas de la GNRH, provoca su reducción. (Joaquín Calaf, 2013)

 Algunos autores sugieren que los estrógenos pueden estimular el crecimiento de los leiomiomas por supresión de la función del gen p53. Otro mecanismo propuesto es que los estrógenos también pueden estimular la proliferación de las células de los leiomiomas por activación del receptor ATP sensible a los canales de potasio. (Joaquín Calaf, 2013).

Varios estudios han demostrado que la progesterona ejerce un papel decisivo en el mantenimiento y crecimiento de los miomas uterinos. El factor de crecimiento epidérmico (EGF) sintetizado por las células miometriales aumenta la cantidad de mitosis en el endometrio, ovarios y miometrio. La producción de este factor puede corresponder a una de las vías utilizadas por la progesterona para estimular la actividad mitótica del fibroma. En los fenómenos de apoptosis celular en los fibromas se ha observado una alteración. Al parecer, el aumento del volumen de los miomas podría deberse, en parte, a la disminución de la apoptosis por una hiperexpresión de la proteína BCL-2 (inhibidora de la muerte celular programada). (Parker, 2007)

Clasificación de los Miomas Uterinos
Los miomas se clasifican de acuerdo con su localización en el útero:

Submucosos: Son los que distorsionan la cavidad uterina. La Sociedad Europea de Endoscopia Ginecológica (ESGE) adopta la clasificación de Wamsteker de 1993 que clasifica los miomas submucosos en tres subtipos: (Malcolm G. Munro, 2011)

• Tipo 0: mioma pediculado sin extensión intramural.
• Tipo I: sésil con extensión intramural del mioma menor de 50%.
• Tipo II: sésil con extensión intramural de 50% o más.

Intramurales (intersticial): Son los que no distorsionan la cavidad uterina y menos de 50% sobresale a la superficie serosa del útero.

Subserosos: Son los que sobresalen más de 50% de la superficie serosa del útero. El mioma subseroso puede ser sésil o pedunculado. (Ruiz-Sánchez, 2017)

La Federación Internacional de Ginecología y Obstetricia (FIGO) propuso un esquema de clasificación de acuerdo con la ubicación del mioma.

Submucosos (FIGO tipo 0, 1, 2): Derivan de las células del miometrio exactamente debajo del endometrio. Estas neoplasias sobresalen en la cavidad uterina.

Intramurales (FIGO tipos 3, 4, 5): Crecen dentro de la pared uterina y pueden ampliarse lo suficiente como para distorsionar la cavidad o la superficie serosa. Algunos fibromas pueden ser transmurales y extenderse desde la serosa hasta la superficie mucosa.

Subserosos (FIGO tipo 6, 7): Se originan en la superficie serosa del útero y pueden tener una base amplia o pediculada o ser intraligamentarios.

Cervicales (FIGO tipo 8): Se localizan en el cuello uterino, en lugar del cuerpo.

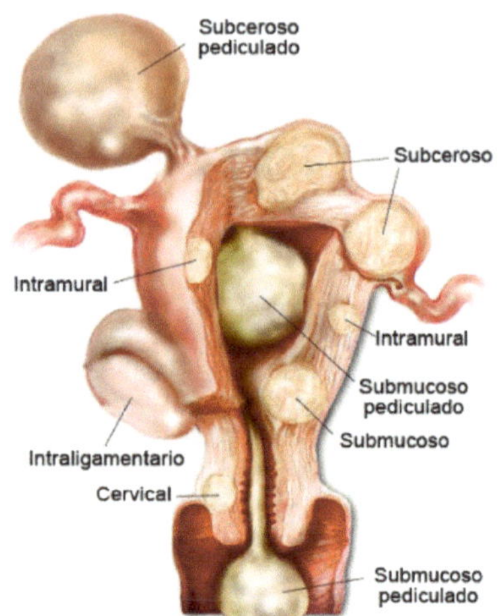

Figura 1. Clasificación anatómica de miomas uterinos

La clasificación STEPW tiene en cuenta los siguientes factores:

•**Size (tamaño):** El diámetro más grande por cualquier método de imagen. Cuando el mioma mide ≤ 2 cm: puntaje 0.
Si mide 2.1-5 cm: puntaje 1.
Si mide más de 5 cm, el puntaje es 2.
•**Topografía:** Se refiere al lugar donde está situado el mioma en el útero.
En el tercio inferior el puntaje es 0.
Si está en el tercio medio, el puntaje es 1.
Si está en el tercio superior, el puntaje es 2.

• **Extensión de la base del mioma:** cuando el mioma cubre una tercera parte o menos de la pared, el puntaje es 0.

Si la base ocupa entre un tercio y dos tercios de la pared, el puntaje es 1.

Cuando afecta a más de dos tercios de la pared, el puntaje es 2.

• **Penetración del mioma dentro del miometrio:** si el mioma está completamente dentro de la cavidad uterina, el puntaje es 0.

Si tiene la mayor parte dentro de la cavidad uterina el puntaje es 1.

Si la mayor parte del mioma está en el miometrio el puntaje es 2.

• **Wall (pared):** cuando el mioma está en la pared se añade un punto extra al puntaje.

La clasificación de Lasmar se basa en puntuaciones que pronostican la dificultad de la extirpación del mioma tal como se resume en el cuadro 1:

Cuadro 1. Clasificación de Lasmar (2011)

Puntaje	Grupo	Complejidad y opciones terapéuticas
0 – 4	I	Baja complejidad. Miomectomía por histeroscopia
5 – 6	II	Alta complejidad. Miomectomía por histeroscopia. Considerar uso de GnRH. Considerar miomectomía histeroscópica en dos pasos
7 – 9	III	Considerar alternativas a la técnica histeroscópica

Tomado de Lasmat et al.

Cuadro Clínico

El 30-40% de los miomas son asintomáticos; sin embargo, las manifestaciones dependen de ciertos factores: ubicación, localización según la porción uterina afectada, cantidad, tamaño y edad de la paciente. La dificultad para establecer el diagnóstico es atribuible a la diversidad de los motivos de consulta; sin embargo, la pérdida de calidad de vida siempre deberá considerarse en la valoración integral de la paciente.

El motivo de consulta en 30 a 70% de las pacientes con miomatosis es la alteración en el sangrado. (Sara M. Drayer, 2015)

Esto tiene un riesgo potencial de anemia debido a la pérdida crónica y excesiva en cada periodo menstrual, relacionado con la circunstancia de que algunas mujeres no dimensionan la gravedad de su problema, por esto los médicos debemos tratarla en forma proactiva. (Sara M. Drayer, 2015)

En relación con su ubicación dentro de la pelvis y la tasa de crecimiento, los fibromas pueden inducir un efecto de masa que origina dolor abdominal en 20 a 34%, distensión abdominal en 50 a 54% y estreñimiento en 13 a 21%. (Ruiz-Sánchez, 2017)

Los síntomas urinarios de urgencia, frecuencia, retención e incontinencia se han descrito en alrededor de 8% de las mujeres con fibromas, que pueden llegar a comprimir los uréteres y ocasionar hidronefrosis secundaria. La dismenorrea y el dolor pélvico cíclico asociado con la miomatosis se manifiestan en 61 a 63% de las pacientes, con repercusión negativa en la calidad de vida y las actividades diarias. La frecuencia del dolor pélvico no cíclico varía de 20 a 42%, lo que indica que aunque las mujeres con miomatosis tengan dolor pélvico cíclico, la dismenorrea no es un marcador específico de la enfermedad. (Sara M. Drayer, 2015).

Las mujeres con fibromas son más propensas a experimentar dispareunia que quienes no los tienen. Los miomas localizados en el fondo uterino son los que más se relacionan con dispareunia profunda. Con poca frecuencia, los fibromas causan dolor abdominal agudo por la degeneración o por la torsión de un tumor pediculado. El dolor puede estar asociado con fiebre, dolor a la palpación uterina, leucocitosis o signos peritoneales. Este cuadro de alivio espontáneo dura de días a pocas semanas y, por lo general, tiene una reacción favorable a los antiinflamatorios no esteroides. El ultrasonido se utiliza para el diagnóstico primario de fibromas. La degeneración puede sugerirse cuando el dolor coexiste cuando se escanea directamente sobre el fibroma. En los casos en que la causa del dolor no es clara, la resonancia magnética pélvica puede ser útil para establecer el diagnóstico de la degeneración. (Parker, 2007)

Cuadro 2. Factores que afectan el riesgo de miomas uterinos

Riesgo bajo	Riesgo alto
Multiparidad	Afrodescendientes
Menarquia tardía (mayor a 16 años)	Edad mayor a 40 años
Fumar	Menarquia temprana (menor a 10 años)
Uso de anticonceptivos orales	Antecedentes familiares de miomas uterinos
	Nuliparidad
	Obesidad

Tomado de (Maria Syl D. De La Cruz, 2017)

Diagnóstico

El diagnóstico se establece con base en el hallazgo del aumento de tamaño del útero, movilidad, contornos irregulares a la exploración bimanual o como un hallazgo en el ultrasonido. La valoración de lo anterior y la asociación de dolor a la palpación son datos importantes que pueden orientar con respecto a la severidad del caso. Si se sospechan miomas en una paciente con menstruaciones abundantes, la evaluación de la hemoglobina sérica permitirá la identificación de la deficiencia de hierro.

Ultrasonografía: El ultrasonido abdominal o transvaginal es el patrón de referencia para despejar la sospecha de miomatosis uterina. Es de fácil acceso y permite la confirmación con una sensibilidad incluso de 85% en miomas de 3 cm o más.

Histerosonografía: Permite identificar miomas submucosos y la proximidad de los intramurales a la cavidad endometrial. El advenimiento de las técnicas de imagen tridimensional ha permitido que el ultrasonido tridimensional sea una herramienta de utilidad para la investigación de la patología miometrial debido a la posibilidad de efectuar cortes del útero en un plano coronal.

Histeroscopia: Es un método auxiliar que permite diagnosticar y diferenciar un mioma submucoso de un pólipo endometrial. En casos de sangrado irregular o en pacientes con factores de riesgo de hiperplasia endometrial (obesidad, anovulación crónica), la histeroscopia puede estar combinada con una biopsia endometrial. La histeroscopia se recomienda si los estudios previos no son concluyentes para miomatosis uterina con persistencia de síntomas.

Resonancia magnética nuclear: Es la mejor técnica para visualizar la totalidad de los miomas y obtener información de su cantidad, tamaño y localización. Tiene la mayor sensibilidad y especificidad que el resto de los exámenes de imagenología pero su limitante es el costo. Esta técnica permite identificar la vascularidad del mioma y su relación con la cavidad endometrial, la superficie serosa y los límites con el endometrio sano. Está indicada en casos justificados dificultad diagnóstica o de investigación).

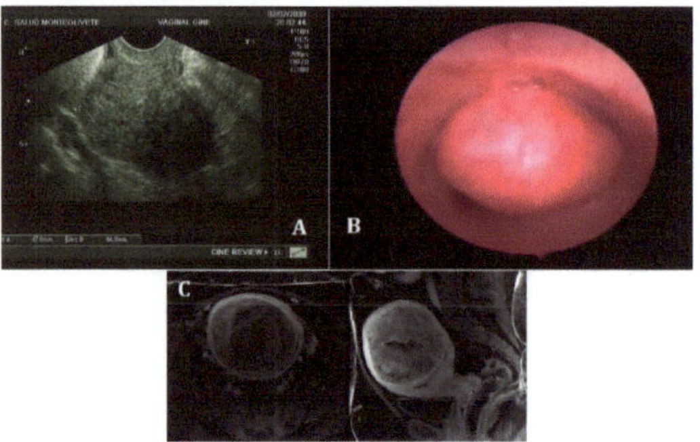

Figura 2. Métodos diagnósticos de miomatosis uterina. A. ultrasonografía transvaginal donde se evidencia mioma intraumural. B. Histeroscopia donde se visualiza mioma submucoso. C. resonancia magnética nuclear, visualización de múltiples miomas intramurales.

Tratamiento
El tratamiento médico se puede plantear fundamentalmente en cuatro situaciones:

1.Como tratamiento para mejorar los síntomas de la paciente. Por ejemplo, en pacientes perimenopáusicas o mujeres candidatas a cirugía, pero contraindicada ésta por motivos médicos.
2.Como terapia preoperatoria para reducir el tamaño de los miomas, mejorar la anemia y los niveles de hemoglobina. Se podría utilizar tanto en casos de miomectomías abiertas o laparoscópicas, como de resecciones histeroscópicas o de histerectomías.
3.En mujeres que desean embarazo posterior y buscan preservar su fertilidad.
4.En mujeres que no aceptan tratamiento quirúrgico.

Progestinas: Las progestinas orales o intramusculares podrían ser usadas para hemorragia uterina anormal asociado a miomatosis. Sin embargo, los datos en la literatura son limitados y la reducción de volumen tumoral no ha sido confirmada. Es probable que sea a consecuencia de múltiples efectos de las progestinas dentro de los cuales está la atrofia endometrial secundaria a su efecto en suprimir la secreción de gonadotrofinas. Las progestinas intrauterinas como el dispositivo intrauterino con levonorgestrel (LNG-IUS) han sido aprobadas por FDA para el manejo del sangrado uterino abundante. (R.B. M, 2013)

En mujeres con sangrado uterino relacionado con miomas, el LNGIUS ha mostrado reducir sangrado y mejorar la anemia; sin embargo, el volumen tumoral no se redujo . En adición, la inserción de un LNG-IUS puede ser difícil en mujeres con miomas submucosos y la posibilidad de expulsión del dispositivo es más frecuente, la cual está alrededor de 15,4% . Sin embargo el uso de LNG-IUS puede reducir la tasa de histerectomía y mejorar la satisfacción de las pacientes. (R.B. M, 2013)

Bajas dosis de anticonceptivos orales como una estrategia terapéutica: Combinar estrógenos con progestinas es también una estrategia para manejo de la hemorragia uterina anormal, esta terapia puede inducir atrofia endometrial y estabiliza el endometrio. Sin embargo, el tamaño del mioma no cambia. Además, evidencia muestra que los estrógenos además que las progestinas actúan como estimuladores de crecimiento para miomas uterinos. (Cuzick J, 2013)

Moduladores selectivos de los receptores de estrógenos: (SERMs). En contraste al tamoxifeno, el SERMs más ampliamente usado en cáncer de mama, el raloxifeno ejerce efectos antiestrogénicos en los miomas. El raloxifeno reduce la proliferación celular y no tiene actividad agonista endometrial. (Cuzick J, 2013)

Tres ensayos controlados randomizados evaluaron el raloxifeno en mujeres premenopausicas con miomas confirmados, dos de estos ensayos incluyen 215 mujeres y mostraron la eficacia terapéutica del raloxifeno. Esto puede deberse a la elevación en la secreción de estradiol observado en mujeres premenopausicas tras el tratamiento con un SERMs. Por lo que se considera que su eficacia clínica es limitada. (Wu T, 2007)

Análogos de GNRH: Son compuestos sintéticos estrechamente relacionados con la molécula natural, los análogos agonistas inducen subsecuentemente estimulación de la secreción de gonadotrofinas después de ocupar sus receptores, seguido por una desensibilización, bloqueando el eje de gonadotrofinas. En contraste los antagonistas inducen bloqueo inmediato y un decremento de niveles de LH y FSH. Como consecuencia, tanto los niveles de estrógeno como de progesterona alcanzan niveles posmenopáusicos. Esta propiedad ha sido usada para manejo de los miomas, en parte por su capacidad de inducir bajos niveles de estrógenos y progesterona. Los análogos de GNRH han mostrado disminuir la expresión de factores angiogénicos y mitogénicos, como el factor de crecimiento endotelial vascular. In vitro inhiben la proliferación celular e inducen apoptosis. (Wang PH, 2009)

Los estudios de piezas quirúrgicas de miomas han contribuido al entendimiento de las vías involucradas en la activación de la apoptosis, tales como regulación a la baja de la protein – kinasa PI319. El tratamiento con análogos ha sido evaluado , solo o en combinación con una terapia add-back para limitar sus efectos colaterales, particularmente la consecuencia de la baja secreción de estrógenos, tales como las oleadas de calor y la disminución de la densidad mineral ósea. La complicación más importante sería la osteoporosis tras tratamientos prolongados (12 meses o más) y suele ser el factor limitante para su uso prolongado. (Wang PH, 2009)

Este tratamiento se ha asociado con la hialinización del mioma, que puede dificultar la cirugía por no facilitar la disección del miometrio sano, además de disminuir el diámetro arterial y el flujo arterial en el útero y en el mioma. La hialinización y la dificultad de encontrar adecuadamente los planos de clivaje son uno de los problemas de este tratamiento para la cirugía. Debido a los efectos secundarios y a la rápida reaparición de los síntomas, los agonistas GnRH se utilizan como tratamientos preoperatorios. Están aprobados para administración preoperatoria durante tres a seis meses, junto con suplementos de hierro, para facilitar la cirugía y mejorar la anemia antes de la cirugía. (Wang PH, 2009)

Moduladores de los receptores selectivos de progesterona: (SPRMs) Como se comentó previamente, la progesterona ha demostrado ser capaz de estimular el crecimiento de los miomas. Por ello, se planteó la posibilidad de utilizar los antiprogestágenos y los moduladores selectivos del receptor de progesterona (SPRMs). Se trata de una nueva forma de tratamiento médico que agrupa una familia de ligandos del receptor de la progesterona con propiedades mixtas agonistasantagonistas dependiendo del contexto celular y molecular. Las células de miomas cultivadas in vitro tratadas con SPRMs como acetato de ulipristal, acetato de telapristona, o asoprisnil mostraron un decremento en la proliferación celular así como una inducción de vías de apoptosis (Chabbert-Buffet N, 2005).

En contraste a los análogos de GNRH, los SPRMs controlan el volumen uterino por un periodo prolongado de más de 6 meses después de discontinuar el tratamiento. (Chabbert-Buffet N, 2005).

Los SPRMs son también capaces de suprimir el sangrado más rápidamente que los análogos en mujeres con miomas. De manera importante el control de sangrado después de tratamiento con un SPRMs no está asociado con signos de hipoestrogenismo y los niveles de estradiol se mantienen en 60 pg/ml. El acetato de   ulipristal administrado a dosis de 5 mg al día por 3 meses es actualmente usado en la práctica clínica para tratamiento crónico. Debido al efecto antagonista en el endometrio, también el acetato de ulipristal mostraba imágenes ecográficas similares a la hiperplasia que no fueron correlacionadas con los hallazgos anatomopatológicas. Los cambios habitualmente

habitualmente observados se caracterizan por la aparición de glándulas endometriales dilatadas, débilmente secretorias, tapizadas por una única capa de epitelio sin seudoestratificación nuclear. La nueva generación de SPRMs representada por AU revela un fármaco seguro y eficaz, que consigue disminuir el tamaño de los miomas y evitar los sangrados permitiendo una buena recuperación de la anemia.

Los objetivos que podemos esperar cuando pautamos el tratamiento son:
1. AU normaliza el sangrado menstrual en el 90% de las pacientes induciendo amenorrea en torno al 75%, y lo hace rápidamente, en 1 semana.
2. AU reduce el tamaño de los miomas de manera similar a los análogos de la GnRH, en torno a un 30%, manteniéndose ese efecto hasta 6 meses tras el tratamiento. Los efectos secundarios son mucho menores.
3. AU devuelve las puntuaciones de los test de calidad de vida a valores de mujeres sanas.
4. La mayor parte de las pacientes reanuda su menstruación y ovulación al mes de cesar el tratamiento, y los fenómenos endometriales tienden a desaparecer a los 2 meses.

Por tanto podemos afirmar que AU constituye una realidad dentro de la farmacopea ginecológica para el tratamiento de los miomas, con un amplio abanico de posibilidades por desarrollar y un prometedor futuro. (Chabbert-Buffet N, 2005)

Cuadro 3. Comparación de terapias recomendadas para miomatosis uterinos

Tratamiento	Descripción	Ventajas	Desventajas	¿Fertilidad Preservada?
Terapias medicas				
Agonistas de la hormona liberadora de gonadotropina	Tratamiento preoperatorio para disminuir el tamaño de los tumores antes de la cirugía o en mujeres que se acercan a la menopausia.	Disminuya la pérdida de sangre, el tiempo operatorio y el tiempo de recuperación.	Tratamiento a largo plazo asociado con un mayor costo, síntomas menopáusicos y pérdida ósea; aumento del riesgo de recurrencia con miomectomía	Depende del procedimiento posterior.
Sistema intrauterino liberador de levonorgestrel (Mirena)	Trata el sangrado uterino anormal, probablemente mediante la estabilización del endometrio.	El tratamiento médico más efectivo para reducir la pérdida de sangre; disminuye el volumen de fibromas	Sangrado uterino irregular, mayor riesgo de expulsión del dispositivo.	Sí, si se suspende después de la resolución de los síntomas.
Medicamentos antiinflamatorios no esteroideos	Antiinflamatorios e inhibidores de prostaglandinas	Reduce el dolor y la pérdida de sangre de los fibromas	No disminuya el volumen de fibromas; efectos adversos gastrointestinales	si
Anticonceptivos orales	Tratar el sangrado uterino anormal, probablemente mediante la estabilización del endometrio.	Reduce la pérdida de sangre de los fibromas; facilidad de conversión a terapia alternativa si no tiene éxito	No disminuya el volumen de fibromas	Sí, si se suspende después de la resolución de los síntomas.

Moduladores selectivos del receptor de progesterona	Tratamiento preoperatorio para disminuir el tamaño de los tumores antes de la cirugía o en mujeres que se acercan a la menopausia.	Disminuya la pérdida de sangre, el tiempo operatorio y el tiempo de recuperación; no asociado con efectos adversos hipoestrogénicos	Dolor de cabeza y sensibilidad en los senos, cambios endometriales asociados al modulador del receptor de progesterona; aumento del riesgo de recurrencia con miomectomía	Depende del procedimiento posterior.
Ácido tranexámico (Cyklokapron)	Terapia antifibrinolítica	Reduce la pérdida de sangre de los fibromas; facilidad de conversión a terapia alternativa	No disminuye el volumen de fibromas; contrai ndicaciones médicas	si

Terapias quirúrgicas

Histerectomía	Extirpación quirúrgica del útero (transabdominal mente, transvaginalmen te o laparoscópicame nte)	Tratamiento definitivo para mujeres que no desean preservar la fertilidad; abordaj e transvaginal y laparoscópico asociado con disminución del dolor, pérdida de sangre y tiempo de recuperación en comparación con la cirugía transabdominal	Riesgos quirúrgicos mayores con la cirugía transabdominal (p. Ej., Infección, dolor, fiebre, aumento de la pérdida de sangre y tiempo de recuperación); la morcelación con abordaje laparoscópico aumenta el riesgo de diseminación iatrogénica de tejido	No
Cirugía de ecografía focalizada guiada por resonancia magnética	Destrucción in situ por ondas de ultrasonido de alta intensidad.	Enfoque no invasivo; menor tiempo de recuperación con moderada mejoría de los síntomas	Menstruaciones intensas, dolor por irritación del nervio ciático, mayor tasa de reintervención	Desconoci -do

Miomectomía	Escisión quirúrgica o endoscópica de tumores.	Resolución de síntomas con preservación de la fertilidad.	Tasa de recurrencia del 15% al 30% a los cinco años, según el tamaño y la extensión de los tumores	si
Embolización de la arteria uterina	Procedimiento radiológico intervencionista para ocluir arterias uterinas.	Mínimamente invasiva; evita la cirugía; hospitalización corta	Tasa de recurrencia> 17% a los 30 meses; síndrome de postembolización	Descono cido

Tomado de (Maria Syl D. De La Cruz, 2017)

Cuadro 4. Algoritmo de manejo de Miomatosis uterina

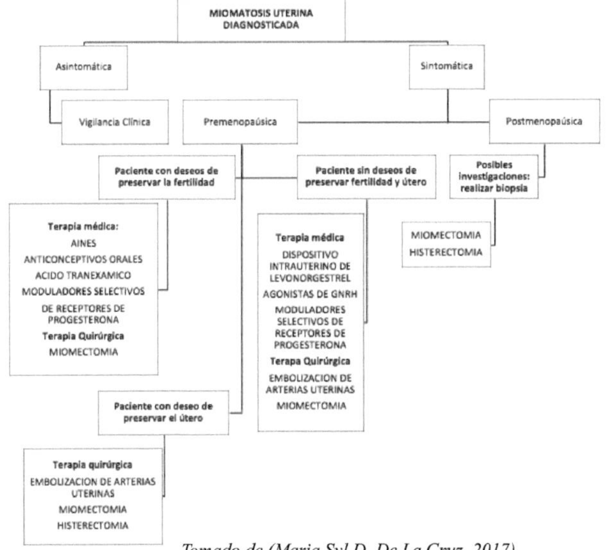

Tomado de (Maria Syl D. De La Cruz, 2017)

1.A. Tinelli, A. M. (2009). "Myoma pseudocapsule: A distinct endocrino-anatomical entity in gynecological surgery". Gynecological Endocrinology, 661–667.

2.A. Tinelli, A. M. (2012). Surgical Management of Neurovascular Bundle in Uterine Fibroid Pseudocapsule. Journal of the Society of Laparoendoscopic Surgeons, 119–129.

3.Bulun, S. (2013). Uterine fibroids. New England Journal of Medicine, 1344-1355.

4.Chabbert-Buffet N, M. G. (2005). Selective progesterone receptor modulators and progesterone antagonists: Mechanisms of action and clinical applications. . Hum Reprod Update, 293-307.

5.Cuzick J, S. I. (2013). Selective oestrogen receptor modulators in prevention of breast cancer: An updated meta-analysis of individual participant data. Lancet, 1827 - 1834.

6.Joaquín Calaf, M. A. (2013). El mioma como problema clínico. Medicina Clínica (Barcelona) , 1-6.

7.Kim JJ, E. C. (2012). The role of progesterone signaling in the pathogenesis of uterine leiomyoma. Molecular and Cellular Endocrinology, 223-231.

8.Lethaby, A. y. (2011). Fibroids (uterine myomatosis, leiomyomas). BMJ clinical evidence.

9.Malcolm G. Munro, H. O. (2011). FIGO classification system (PALM-COEIN) for causes of abnormal uterine bleeding in nongravid women of reproductive age. International Journal of Gynecology and Obstetrics, 3-13.

10.Maria Syl D. De La Cruz, M. y. (2017). Fibromas uterinos: diagnóstico y tratamiento. American Family Physician, 101 - 107.

11.Parker, W. (2007). Etiology, symptomatology, and diagnosis of uterine myomas. Fertil Steril., 725-736.

12.Paul J. Hoffman, B. D. (2004). Molecular characterization of uterine fibroids and its implication for underlying mechanisms of pathogenesis. FERTILITY AND STERILITY.

13.R.B. M, I. D. (2013). The levonorgestrel-releasing intrauterine system: Its effect on the number of hysterectomies performed in perimenopausal women with uterine fibroids. Gynecol Endocrinol, 492-495.

14.Ruiz-Sánchez, E. P.-R.-C.-E. (2017). Miomatosis uterina: implicaciones en la salud reproductiva. Ginecología y Obstetricia de México , 611-633.

15.Sara M. Drayer, W. H. (2015). Prevalence, morbidity, and current medical management of uterine leiomyomas. International Journal of Gynecology and Obstetrics , 117 - 122 .

16.Sefton, J. J. (2012). The role of progesterone signaling in the pathogenesis of uterine leiomyoma. Molecular and Cellular Endocrinology, 223–231.

17.Vlahos, N. F. (2017). Myomas and adenomyosis: impact on reproductive outcome. BioMed research international.

18. Wang PH, L. W. (2009). *Use of a Gonadotropin-Releasing Hormone Agonist to Manage Perimenopausal Women With Symptomatic Uterine Myomas. Taiwan J Obstet Gynecol.*, 133 - 137.

19. Wu T, C. X. (2007). *Selective estrogen receptor modulators (SERMs) for uterine leiomyomas. Cochrane Database Systematic Revision* .

CAPÍTULO 10

VARICOCELE
Lourdes Maricela Cevallos Sánchez

Caso Clínico
Datos de Filiación
Paciente masculino de 19 años, Nacido en la ciudad de salcedo, y residente en quito desde hace 3 meses, soltero, mestizo, Ocupación estudiante universitario, Diestro, Religión católico, Tipo de sangre O RH Positivo, Transfusiones: No refiere.
Antecedentes Patológicos Personales: No refiere.
Antecedentes Patológicos Quirúrgicos: No refiere.
Alergias: No refiere.
Antecedentes Patológicos Familiares: Abuelo paterno fallece de Cáncer Gástrico

Hábitos:
Alimentario: 3-4 veces/día
Miccional: 2-3 veces/día
Deposición: 2 veces al día
Alcohol: ocasional
Tabaco: no refiere
Drogas: no refiere

Motivo de Consulta
Dolor en el testículo izquierdo

Enfermedad Actual
Paciente refiere que presenta dolor en testículo izquierdo desde hace aproximadamente 4 meses de evolución de inicio súbito, intermitente, de una intensidad Eva 2/10, no se irradia a otra región, el dolor empeora al realizar actividad física y disminuye al acostarse por lo que acude a casa de salud para valoración.

Exploración Física
Tensión arterial: 110/70 mm Hg
Frecuencia cardiaca: 70 latidos por minuto
Frecuencia respiratoria: 18 respiraciones por minuto.
Índice de masa corporal: 23 Kg/m2

Paciente despierto, consciente, orientado en tiempo, espacio y persona, hidratado, afebril, Glasgow 15/15.

Piel: sin presencia de lesiones.

Cabeza: normocefálica, implantación de cabello de acuerdo al sexo y edad.

Nariz: fosas nasales permeables.

Ojos: pupilas isocóricas, normo reactivas a la luz, conjuntiva rosada, escleras anictéricas

Boca: mucosas orales semihidratadas, anictéricas, piezas dentales en buen estado.

Orofaringe: no congestiva, no eritematosa.

Cuello: no adenopatías, movilidad conservada.

Tiroides no visible no palpable.

Tórax: Simétrico, expansibilidad conservada. corazón: ruidos cardíacos rítmicos sincrónicos. Pulmones: murmullo vesicular conservado, no ruidos sobreañadidos.

Abdomen: Suave, depresible, no doloroso a la palpación, ruidos hidroaéreos presentes.

Extremidades: Simétricas, no edema, neurovascular distal conservado, pulsos distales presentes, llenado capilar 2 segundos, sensibilidad conservada.

Región Inguino Genital: Pene con prepucio retráctil y sin lesiones, meato uretral amplio sin secreciones, testículos de tamaño y morfología normal simétricos. En hemiescroto izquierdo a la bipedestación y al realizar la maniobra de Valsalva, se palpa a las venas espermáticas dilatadas, epidídimo normal, signo de Prehn negativo, A la exploración Inguinal no se encuentran ganglios.

Lista de Problemas
- Dolor testicular
- Dilatación de venas espermáticas en bipedestación y maniobra de Valsalva
- Consistencia de venas dilatadas

Tabla 1. Agrupación Sindrómica del dolor escrotal

	Diagnóstico diferencial del dolor escrotal	
	Síndrome escrotal	Masa escrotal
Diagnóstico	Se caracteriza por la presencia de dolor intenso más inflación escrotal.	Son protuberancias que resulta de la alteración de las estructuras que se encuentran en el escroto.
Etiología	Torsión del cordón espermático Orquiepididimitis Traumatismos escrotales Púrpura de Schönlein-Henoch Tumores testiculares	Benigna Varicocele Hidrocele Espermatocele Hernia inguinal Quistes epididimarios Malignas Tumor testicular
Característica	Su inicio es súbito y la valoración se considera una urgencia, se caracteriza por dolor escrotal más afectación del estado general.	La mayor parte de los pacientes presenta dolor testicular el cual es difuso y al examen físico se evidencia la presencia de una masa en el escroto.

Consideramos que el listado de problemas de nuestro caso clínico, caracteriza mas a un problema de masa escrotal.

Tabla 2. Comparación de listado de problemas de nuestro caso clínico y las patologías que de masa escrotal.

	Dolor testicular	Dilatación de venas espermáticas en bipedestación y maniobra de Valsalva	Consistencia de venas dilatadas
Varicocele	Coincide	Coincide	Coincide
Hidrocele	No coincide	No coincide	No coincide

Espermatocele	No coincide	No coincide	No coincide
Hernia inguinal	Coincide	No coincide	No coincide
Neoplasia testicular	No coincide	No coincide	No coincide
Quistes epididimarios	No coincide	No coincide	No coincide

A continuación, tendemos un cuadro donde podemos diferenciar las patologías que se caracteriza por presentarse como una masa escrotal.

Figura 1. Diagnóstico Diferencial de las etiologías de masa escrotal.

TABLA 1. Diagnóstico diferencial

	Varicocele	Hidrocele	Espermatocele	Hernia inguinal	Neoplasia testicular	Quiste epididimario
Dolor	No	No	Indoloro o leve. Mejora con elevación	Subagudo y difuso. Mejora en decúbito	Indoloro o leve	Indoloro
Zona	Superior testicular	Peritesticular	Cabeza del epidídimo	Inguinal/escrotal	Testicular	
Consistencia	Blanda (en bolsa de gusanos)	Blanda (dura en hidrocele a tensión)	Blanda y móvil	Blanda y reducible (si no incarcerada)	Sólida	No palpable
Transiluminación	Negativa	Positiva	Positiva generalmente	Negativa	Negativa	Positiva/negativa
Signos particulares	Prehn - Valsalva + Mejora o disminuye en decúbito	Reflejo cremastérico +	Mejora con elevación testicular	Reflejo cremastérico + Valsalva +	10% presentación aguda hemorrágica	
Ecografía	Eco-Doppler confirmatoria	Opcional	Opcional	Opcional	Obligada	Obligada
Marcadores tumorales	No precisa	No precisa	No precisa	No precisa	Necesarios	Negativos

Reproducida de: Pérez D, Morera M. Masa escrotal. AMF. 2014;10:450-4.

Recuperado de: (Márquez, 2018)

Exámenes Complementarios
Ecografía Testicular: Reporta dilatación de las venas del plexo pampiniforme mayor de 1.5 mm tras maniobras de Valsalva.

Diagnóstico Definitivo
Varicocele CIE 10: I86.1

Concepto
Se caracterizada por una tortuosidad y dilatación anormal del plexo pampiniforme en la porción escrotal de las venas espermáticas. (Bae, 2014)

Epidemiología
Afecta alrededor del 15% de la población masculina, en menores de 10 años el porcentaje es inferior al 1%, siendo más prevalente en los pacientes entre los 11 y 19 años cuyo porcentaje es del 8 al 14%. En esta edad la mayoría de pacientes se encuentra asintomáticos. El diagnóstico es incidental debido a exámenes realizados para ingresar al servicio militar o en sospecha de infertilidad. Debido a que los pacientes con varicocele presentan infertilidad hasta en 15%. (Yiakoumos T, 2020)

Etiología
Existe varias teorías que desencadenan esta patología, entre los que tenemos:
Alteración de la temperatura: Los testículos se encuentran ubicados fuera del abdomen porque requiere una temperatura mas baja, con el fin de que los espermatozoides maduren. La diferencia entre la temperatura escrotal y corporal es de 2,5 °C. En los pacientes con varicocele esta temperatura disminuye aproximadamente 1° C, debido a la estasis venosa. (Caravia, 2019)

Hipoxia: debido a la estasis sanguínea produce un cambio de la pared de las venas lo que ocasiona dificultad del intercambio gaseoso. (Caravia, 2019)
Daño de las células Leydig lo cual disminuye la producción de testosterona e incrementa la producción de hormonas hipofisiarias. (Caravia, 2019)
Además, explica por qué en un 90% afecta al plexo pampiniforme de lado izquierdo, entre ella tenemos:

1. Reflujo venoso debido a la ausencia de válvulas venosas en la vena testicular izquierda.

2.El mayor tamaño de la vena testicular izquierda.

3.Compresión de la vena testicular izquierda por la arteria mesentérica superior y la aorta abdominal.

4.Aumento del flujo sanguíneo en los testículos durante la pubertad, lo que resulta en aumento de la presión hidrostática. (Vásquez, 2009)

Manifestaciones Clínicas

La mayoría no presenta sintomatología y es mediante el examen físico donde se evidencia. En una minoría de pacientes son sintomáticos.

Tabla 3. Comparación del cuadro clínico en pacientes sintomáticos y asintomáticos.

Clínica	
Asintomático	Sintomático
Presencia de venas dilatadas que se detecta directamente con la palpación. Aumenta con la maniobra de Valsalva o en la posición de bipedestación.	Dolor escrotal que mejora al acostarse y Empeora con el ejercicio físico.
	Sensación de pesadez en el testículo.

Diagnóstico Clínico

El examen físico es elemental para evaluar al paciente con varicocele. El personal médico examinará al paciente en un ambiente cómodo, cálido y seguro. Con el fin de que el escroto se encuentre tibio y relajado. Motivo por lo cual hay que tener en cuenta dos pasos fundamentales.

Inspección: Con el fin de observar si existe aumento de las venas testiculares, es importante examinar al paciente en bipedestación, en cuclillas y cubito dorsal. Para apreciar si las venas del cordón espermático se hinchan y disminuye cuando el paciente se encuentra de posición supina. Los varicoceles que no se reducen en la posición supina debe elevar la misma preocupación y merecen más investigación. Además, se evidencia atrofia testicular ipsilateral o bilateral, de acuerdo donde se encuentre las venas tortuosas.

Palpación: Comenzaremos con la palpación del cordón espermático, la denominada "bolsa de gusanos" por Dubin y Amelar. Se le indica al paciente realizar la maniobra de valsalva. Puede sentirse el golpe venoso retrógrado. Al retirar la compresión sobre el cordón se llenan las venas distales al mismo. (Márquez, 2018)

La presencia de varicocele en el lado derecho es rara y se debe descartar procesos retroperitoneales. (Márquez, 2018)

Figura 2. Varicocele grado 3

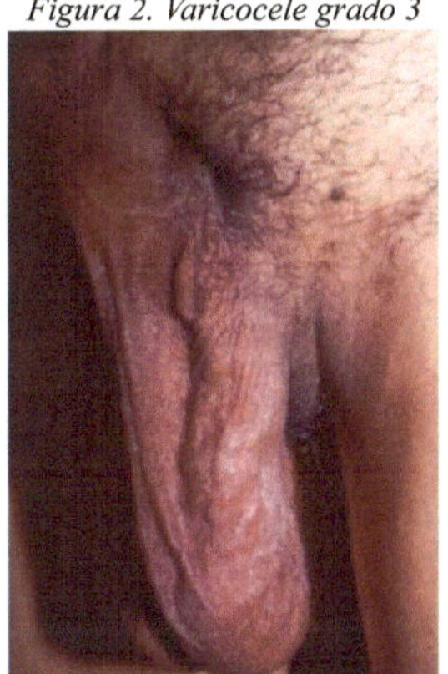

Recuperado de: (UROLOGIA, s.f.)

Diagnóstico por Imagen

Tabla 4. Cuadro comparativo de las pruebas de imagen para diagnóstico de varicocele.

Diagnóstico de imagen	
Ecografía Doppler a color	Es una técnica que mide la velocidad a la que la sangre fluye por los vasos. Muestra reflujo venoso hacia el plexo pampiriforme Determina: Aspectos anatómicos y funciones en tiempo real, funcionalidad circulatoria o reflujos vasculares y diámetros de ambos testículos. (M. Basavilvazo, 2013)
Ecografía escrotal convencional	Estructuras tubulares anecoicas tortuosas -Presencia de 2 o más venas del plexo pampiriforme -Un diámetro de 2-3mm con la maniobra de valsalva o posición de pie. (M. Basavilvazo, 2013)
Venografía	Es el Gold estándar es una técnica invasiva, por lo cual esta es su desventaja. Y solo esta indicada en la planeación quirúrgica y casos recurrentes de varicocele (M. Basavilvazo, 2013)

Figura 3. Ecografía donde se evidencia la patología de varicocele

Imagen ecográfica del varicocele en el que se pueden apreciar las dilataciones superiores a 3 mm que aumentan con maniobras de Valsalva.

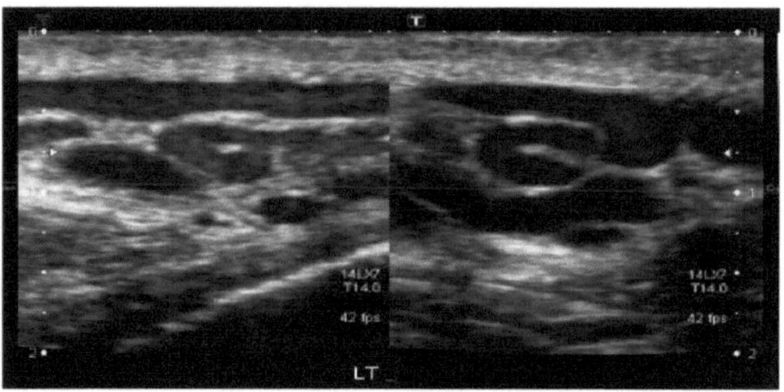

Recuperado: (Corral, 2012)

Figura 4. Imagen del aspecto ecográfico del varicocele

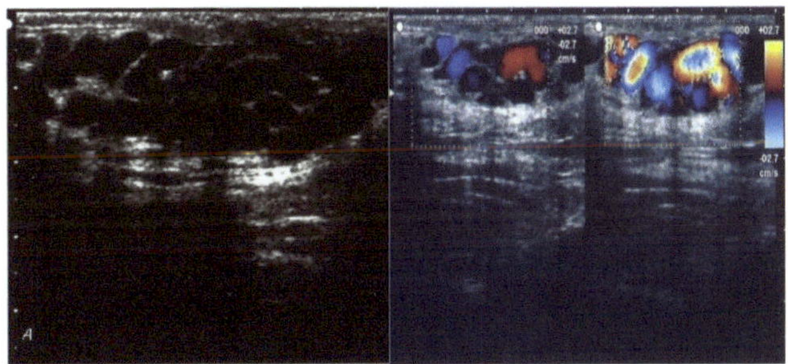

Varicocele: A) Aspecto ecográfico. B) Doppler en reposo. C) Doppler con maniobra de Valsalva

Recuperado de: (Rodríguez-Patrón Rodríguez, 2006)

Clasificación

La detección del varicocele se puede hacer clínicamente o con ultrasonido. Si un ultrasonido detecta un varicocele, pero no clínicamente, se clasifica como subclínico.

Tabla 5. La clasificación para la detección del varicocele de la Sociedad Europea de Urología Pediátrica.

Grados de varicocele	
Grado 0 (subclínico)	Detectado en ecografía. Imperceptible en la exploración
Grado I	Palpable solo en Valsalva
Grado II	Palpable en bipedestación
Grado III	Visible a través de la piel escrotal

Figura 5. Varicocele Presencia De Venas Tortuosas "Bolsa De Gusanos"

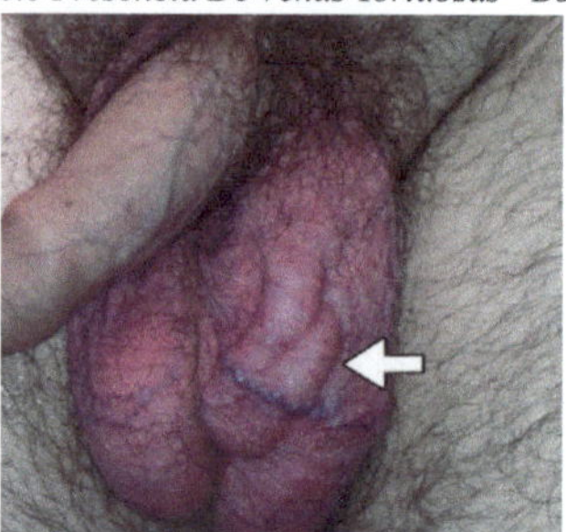

Recuperado: (Arrabal-Polo, 2013

Tratamiento

Tabla 6. Comparación del tratamiento quirúrgico y por embolización para resolver el varicocele.

Tratamiento	
Existen diferentes enfoques para corregir el flujo retrógrado que existe en las venas espermáticas internas.	
Quirúrgico	Embolización percutánea
A continuación, detallamos las diferentes técnicas que se utilizan: •La vía inguinal se utiliza la técnica de Ivanissevitch, la cual permite ligar las venas cremastéricas y deferenciales. Se recomienda para varicoceles clasificación 2 o 3. •La vía subinguinal se utiliza la técnica de Marmar, en la cual se realiza una incisión cutánea y	Se caracteriza por ser una técnica que produce menor dolor. Se puede puncionar la vena femoral, la braquial o la yugular. Se procede a colocar un alambre guía con el fin de obstruir a la vena espermática izquierda o derecha dependiendo de la zona afectada. Con lo cual no s permite verificar la obstrucción de las venas espermáticas y posibles venas colaterales. (Cuzin, 2019)

•subcutánea, permite llegar a las
venas cremastéricas y
deferenciales. Su desventaja
radica en que no trata las
posibles anastamosis cruzadas
La vía laparoscópica, conlleva
mayores complicaciones
intraperitoneales como son:
lesiones intestinales, vesicales o
vasculares. (Cuzin, 2019)

Los riesgos de cualquiera de estas técnicas incluyen desarrollo de
hidrocele, lesión del conducto deferente, atrofia testicular y recurrencia.

1.*Arrabal-Polo, M. y.-S. (2013). Varicocele izquierdo agudo en un adulto. Canadian Medical Association Journal, 185 (4), 323–323.*

2.*Bae, K. S. (2014). Adolescent varicocele: are somatometric parameters a cause?. Korean journal of urology, 55(8), 533-535.*

3.*Caravia, I. V. (2019). Actualización de aspectos anatómicos, fisiopatológicos y diagnóstico del varicocele. Revista Cubana de Urología, 8(2).*

4.*Corral, J. M. (2012). Varicocele: fisiopatología, diagnóstico y tratamiento. Revisión. . Revista iberoamericana de Reproducción y Fertilidad.*

5.*Cuzin, B. (2019). Tratamiento del varicocele. EMC-Urología, 51(1), 1-7.*

6.*De Luis Pastor, E. V.-T. (2007). Ecografía escrotal: perlas, patrones y errores. Actas Urológicas Españolas, 31(8), 895–910.*

7.*M. Basavilvazo, M. B. (2013). Diagnostico y Tratamiento de Varicocele en los Adolescentes y Adultos en el Primer y Segundo Nivel de Atención. Guia de practica clínica, 14-17.*

8.*Márquez, B. d. (2018). Varicocele. FMC - Formación Médica Continuada En Atención Primaria, 25(9), 535–538.*

9.*Rodríguez-Patrón Rodríguez, R. M. (2006). Ecografía testicular. . Archivos Españoles de Urología (Ed. impresa) , 59(4), 441-454.*

10.*UROLOGIA, S. C. (s.f.). SOCIEDAD COLOMBIANA DE UROLOGIA. Obtenido de SOCIEDAD COLOMBIANA DE UROLOGIA: http:// consultaurologica.com/index.php?id=22*

11.*Vásquez, D. D. (2009). Varicocele testicular en adolescentes. Salud uninorte, 25(2), 245-257.*

12.*Yiakoumos T, K. T. (2020). Varicocele en niños y adolescentes: ¿tratamiento conservador versus tratamiento quirúrgico? Der Urologe.*

CAPÍTULO 11

HIPERPLASIA PROSTÁTICA BENIGNA
Francisco Gabriel Manzano Cabrera

Caso Clínico
Dato de filiación
Nombre: SN
Tipo de sangre: O+
Lugar y fecha de nacimiento: 22/08/1960
Edad: 60 años
Sexo: Masculino
Raza: Mestiza
Estado civil: Casada
Ocupación: Taxista
Residencia habitual: Quito
Religión: Católico

Hábitos
- Alimenticios 3 veces al día
- Defecatorios 1 vez al día
- Miccionales 7 veces al día
- Alcohol no refiere
- Fuma 6 tabacos al dia

Motivo de Consulta
Molestias al orinar

Enfermedad Actual
Paciente refiere síndrome urinario irritativo y obstructivo bajo, de un año de evolución caracterisado por disminución de la fuerza y calibre del chorro urinario, pujo, intermitencia, goteo terminal, dolor suprapúbico y nicturia aproximadamente tres por noche.

Exploración Física
Exploración física urológica, no se palpó globo vesical, sus genitales eran de acuerdo a su edad y sexo; en el tacto rectal se evidenció la presencia de hemorroides externas, esfínter normotónico; la próstata estaba aumentada de tamaño, muy voluminosa, sin poder delimitar su base ni los bordes laterales, una superficie nodular y de consistencia adenomatosa, la temperatura normal y ligeramente dolorosa.

Lista de Problemas
- Necesidad de orinar frecuentemente o con urgencia
- Aumento de la frecuencia de la orina por la noche (nicturia)
- Dificultad para comenzar a orinar
- Flujo de orina débil o que se detiene y vuelve a comenzar
- Goteo después de orinar
- Imposibilidad de vaciar la vejiga por completo
- Infección de las vías urinarias
- Polaquiuria

Diagnostico Diferencial
Síntomas del tracto urinario inferior que son atribuidas a la Hiperplasia prostática benigna, pueden ser manifestaciones de otras patologías y las deberemos diferenciar por la historia clínica, anamnesis, examen físico y estudios complementarios, entre las cuales destacamos:
- Prostatitis
- La cistitis por radicación
- Las estenosis uretral en hombres
- Infección del tracto urinario en los hombres
- Cáncer de vejiga
- Cálculos en la vejiga
- El trauma de la vejiga
- La cistitis intersticial
- Vejiga neurógena

Existen pruebas sencillas para los profesionales de atención primaria para diagnosticar la HPB en los hombres que se presentan STUI. Se deduce que un algoritmo de diagnóstico que incluye sólo las variables objetivas de la edad, el International Prostate Symptom Score (IPSS) y el nivel de antígeno prostático específico (PSA), permite un diagnostico preciso de la HBP en aproximadamente tres cuartas partes.

IPSS "este cuestionario fue desarrollado a partir de del índice de síntomas de la Asociación Americana de Urología (AUASI), fue creado para ser utilizado por el propio paciente sin la intervención de médico, esto nos permite ver la severidad al inicio de la patología al igual que posterior a su tratamiento, este cuestionario no nos permite diagnosticar de HPB, por que puede deberse a otros problemas como la vejiga neurogénica, infección de vías urinarias, y tumor de vejiga. Las siete preguntas del cuestionario del IPSS pone en mención a los distintos síntomas de obstrucciónde la vía urinaria, sensación de residuo, polaquiuria, interrupción de la orina, chorro débil, disuria y nocturia; se asigna puntuaciones que van desde 0 a 5 en cada pregunta; la puntuación total va de 0 que es asintomático hasta 35 que es con síntomas severos o con mucos síntomas. " (Barrera 2017)

Puntuación Internacional de Síntomas Prostáticos (IPSS)						
	Nunca	Menos de 1 vez de cada 5	Menos de la mitad de las veces	La mitad de las veces	Más dela mita de las veces	Casi siempre
1. Durante más o menos los últimos 30 días, ¿cuántas veces ha tenido la sensación de no vaciar completamente la vejiga al terminar de orinar?	0	1	2	3	4	5
2. Durante más o menos los últimos 30 días, ¿cuántas veces ha tenido que volver a orinar en las 2 horas siguientes después haber orinado?	0	1	2	3	4	5
3. Durante más o menos los últimos 30 días, ¿cuántas veces ha notado, que al orinar, paraba, y comenzaba de nuevo varias veces?	0	1	2	3	4	5

4. Durante más o menos los últimos 30 días, ¿cuántas veces ha tenido dificultad para aguantarse las ganas de orinar?	0	1	2	3	4	5
5. Durante más o menos los últimos 30 días, ¿cuántas veces ha observado que el chorro de orina es poco fuerte?	0	1	2	3	4	5
6. Durante más o menos los últimos 30 días, ¿cuántas veces ha tenido que apretar o hacer fuerza para empezar a orinar?	0	1	2	3	4	5
7. Durante más o menos los últimos 30 días, ¿cuántas veces suele tener que levantarse para orinar desde que se va a la cama por la noche hasta que se levanta por la mañana?	0	1	2	3	4	5
<8 puntos = leve 8-19 puntos = moderado >20 puntos = severa.						

Fuente. Síntomas del tracto urinario inferior no neurogénicos en el varón. Dr. Francisco José Brenes Bermúdez, Madrid. Intituto Tomas Pascual Sanz; 2011. Pag 13-25.

Calidad de vida según los síntomas del tracto urinario inferior

	Encantado	Muy satisfecho	Más bien satisfecho	Tan satisfecho como insatisfecho	Más bien insatisfecho	Muy insatisfecho	Fatal
8. ¿Cómo se sentiría si tuviera que pasar el resto de la vida con los síntomas prostáticos tal y como los tiene ahora?	0	1	2	3	4	5	6

Puntuación ≥4 = Afectación significativa de la calidad de vida del paciente.

Fuente. Síntomas del tracto urinario inferior no neurogénicos en el varón. Dr. Francisco José Brenes Bermúdez, Madrid. Intituto Tomas Pascual Sanz; 2011. Pag 13-25.

Exámenes Complementarios
EMO: Orina turbia, densidad urinaria de 1.020, leucoeritrocituria, bacterias +++.
PSA: 4

Diagnostico Presuntivo
Hipertrofia prostatica

Ultrasonido transrectal, se logró delimitar adecuadamente el tamaño de la próstata (13 cm por 10 cm); mostró pérdida de la ecotextura habitual que permitiera delimitar la zona periférica, central y transicional.

Concepto

Afección benigna por la que el crecimiento excesivo del tejido próstatico llega a presionar la uretra y la vejiga, y bloquea así el flujo de la orina.

La clínica puede significar cualquiera de las 3 siguientes condiciones:

a) Detección microscópica de la hiperplasia, es decir la proliferación del estroma y el epitelio.

b) Crecimiento de la próstata detectado por el examen rectal digital o por ultrasonido.

c) Un grupo de síntomas asociados con la hiperplasia prostática y definidos con el termino síntomas del tracto urinario inferior.

"La HPB es considerada en la actualidad una enfermedad progresiva con un origen hormonal, en donde la dihidrotestosterona (DHT), producto de la acción de la enzima 5-alfa-reductasa tipo 2 sobre la testosterona, es la responsable." (Barboza 2017)

Epidemiología

La hiperplasia prostática benigna afecta a la calidad de vida de un tercio de los hombres mayores de 50 años; a nivel mundial, aproximadamente 30 millones de hombres tienen síntomas relacionados con la hiperplasia prostática benigna.

La HPB tiende a ser más severa y progresiva en los hombres afroamericanos, posiblemente debido a los altos niveles de testosterona, la actividad de la 5-alfa-reductasa, la expresión del receptor de andrógenos, y la actividad del factor de crecimiento en esta población.

A partir desde los 20 años de edad, la glándula prostática aumenta su tamaño por multiplicación glandular y estromal; en diversos estudios de cadáveres demuestra que a los 20-30 años de edad un tamaño promedio de 26 gramos.

"La Organización Mundial de la Salud, menciona que el 80% de hombres recibe un tratamiento para la hiperplasia prostática benigna en algún momento de su vida y el 25% de los que alcanzan los 80 años requiere un tratamiento quirúrgico." (Barboza 2017)

"En el Ecuador la hiperplasia prostática benigna ocupa el séptimo lugar dentro de las primeras 10 enfermedades y causa de mortalidad masculina en el 2011 y afecta al 50% a los 65 años produciendo egresos hospitalarios al año." (Barrera 2017)

Fisiopatología

Rubinstein y Giudice mencionan que la etiología se desconoce, pero probablemente involucra cambios hormonales asociados con el envejecimiento.

Múltiples nódulos fibroadenomatosos se desarrollan en la zona periuretral de la próstata, probablemente originados dentro de las glándulas periuretrales a medida que la luz de la uretra prostática se estrecha y se alarga, el flujo de orina se obstruye progresivamente.

El vaciamiento incompleto de la vejiga causa estasis y predispone a la formación de cálculos y a las infecciones. La obstrucción urinaria prolongada, aunque sea incompleta, puede causar hidronefrosis y comprometer la función renal.

Métodos Diagnósticos
 • Tacto rectal
 • Análisis de orina y urocultivo
 • Concentración de antígeno prostático específico

"Los síntomas de HPB en el tracto urinario inferior también pueden estar causados por otros trastornos, entre ellos, infecciones y cáncer prostático. Además, la HPB y el cáncer prostático pueden coexistir. Aunque el dolor a la palpación de la próstata indica infección, los hallazgos del tacto rectal a menudo se superponen en la HPB y el cáncer. Aunque el cáncer puede generar una próstata aumentada de tamaño de forma irregular, endurecida, nodular, la mayoría de los pacientes con cáncer, HPB o ambos tienen una próstata de tamaño aumentado que parece benigna. Por lo tanto, la prueba debe considerarse para los pacientes con síntomas o anomalías prostáticas palpables. " (Barboza 2017)

Niveles de PSA

"La interpretación de las concentraciones de PSA puede ser compleja. Pueden estar moderadamente elevadas en un 30 a 50% de los pacientes con HPB.

Androile 2018 nos menciona que en los pacientes sin cáncer, los niveles séricos de PSA > 1,5 ng/mL por lo general indican un volumen prostático ≥ 30 mL. Si se eleva el PSA (el nivel es > 4 ng/mL), se recomienda un análisis adicional con toma de decisiones compartidas con respecto a otras pruebas o biopsia.

En los varones de más de 50 años o en aquellos con alto riesgo de cáncer prostático, puede usarse un valor de corte más bajo (PSA > 2,5 ng/mL). Pueden ser útiles otras determinaciones, como la velocidad de incremento del PSA, la relación entre PSA libre y unido y otros marcadores. " (Rubinstein y Giudice 2013)

Otras Pruebas

La biopsia transrectal se realiza bajo guía ecográfica y solo se suele indicar si se sospecha cáncer de próstata. La ecografía transrectal también permite medir el volumen prostático.

Puede usarse el criterio clínico para determinar la necesidad de más estudios. Los estudios por la imagen con contraste (como TC, urografía intravenosa) rara vez son necesarios, a menos que el paciente haya tenido una infección urinaria con fiebre o los síntomas de obstrucción sean graves y prolongados. Si es necesario un estudio por la imagen del tracto superior debido al dolor puede preferirse la ecografía porque evita la exposición a radiaciones y a medios de contraste IV según la evidencia.

Grados de Hipertrofia Prostatica

• Grado I 20-30 grs

- Grado II 30-50 grs
- Grado III 50-80 grs
- Grado IV más de 80 grs

(Barboza 2017)

Manifestaciones Clínicas

Los síntomas de la HPB a menudo son progresivos y se conocen en forma colectiva como síntomas de las vías urinarias inferiores:

- Polaquiuria
- Urgencia
- Nocturia
- Dificultad para iniciar la micción
- Intermitencia

"Los síntomas incluyen polaquiuria progresiva, tenesmo vesical y nocturia debida al vaciamiento incompleto y el rápido rellenado de la vejiga. La disminución del tamaño y la fuerza del chorro de orina puede causar dificultad para iniciar la micción e interrupciones de ésta, en general no hay dolor ni disuria.

La fuerza realizada para orinar puede causar congestión de las venas superficiales de la uretra prostática y el trígono, que pueden romperse y causar hematuria. La fuerza ejercida también puede ocasionar en forma aguda un síncope vasovagal y, a largo plazo, dilatación de las venas hemorroidales o hernias inguinales. " (Androile 2018)

Retención Urinaria

Algunos pacientes manifiestan retención urinaria repentina y completa, con malestar abdominal y distensión de la vejiga y esta puede deberse a:

- Intentos prolongados de posponer la micción
- Inmovilización
- Exposición al frío
- Uso de anestésicos, anticolinérgicos, simpaticomiméticos, opiáceos o alcohol

Diagnóstico Definitivo

Hipertrofia prostatica benigna

Manejo Terapéutico
Farmacologico
"Administración de bloqueantes alfa-adrenérgicos (como terazosina, doxazosina, tamsulosina, alfuzosina), inhibidores de la 5-alfa reductasa (finasterida, dutasterida) o, si hay una disfunción eréctil concomitante, el inhibidor de la fosfodiesterasa-5 tadalafilo.

En la obstrucción parcial con síntomas muy molestos, debe interrumpirse la administración de todos los fármacos anticolinérgicos y simpáticomiméticos (muchos disponibles en preparados de venta libre) y opioides, y toda infección debe tratarse con antibióticos. " (Rubinstein y Giudice 2013)

• Antagonistas alfa adrenérgicos (alfa-bloqueadores)

Mecanismo de Acción
Reduce el tono muscular prostático y la obstrucción de la salida de la vejiga. Hay alfa 1 que predominan están en vasos sanguíneos y otras células musculares lisas no prostáticas, que son responsables de los efectos secundarios.

Eficacia
"Estudios controlados han demostrado que el uso de alfa-bloqueadores reduce el IPSS en un periodo de prueba de 6 semanas en un 35-40%, y aumenta la tasa de flujometría en un 20-25%, es similar en los pacientes, no depende del tamaño de próstata, y en grupos de edad, pero no reducen el tamaño de próstata, y no evitar a largo plazo la retención de orina; su eficacia puede ser sostenida hasta 4 años. " (Barrera 2017)

Tolerancia y Seguridad
Los efectos secundarios de los alfa-bloqueadores son astenia, mareo e hipotensión ortostática, esto es mas pronunciado en la doxazoxina, por lo que si se toma en pacientes con enfermedad cardiaca o en conjunto a otros medicamentos vasodilatadores, debe haber la precaución.

• Inhibidores de la 5 alfa reductasa

Mecanismo de Acción

Esta dado por la dihidrotestosterona, que es convertida por células del estroma prostático a partir de la testosterona por la enzima 5 alfa reductasa, con dos isoformas:

• La 5 alfa reductasa 1, presentes en en piel e hígado.
• La 5 alfa reductasa 2, presenta solo en próstata.

Eficacia

"Después de 2 a 4 años de tratamiento reducen los síntomas del tracto urinario inferior STUI en un 15-30%, reducen el volumen o tamaño de la próstata en un 18-28% y aumenta la flujometría en un 1.5-2.0 ml/seg; la reducción de volumen prostático depende del tamaño inicial pero no es eficaz en próstatas menores de 40 gramos. Estos si reducen la retención urinaria y la necesidad de tratamiento quirúrgico, esta reducción de la progresión de la enfermedad no esta aun estudiado. " (Barrera 2017)

Tolerancia y Seguridad

Los efectos adversos mas llamativos esta en la disminución del libido, disminución eréctil, y menos frecuente la eyaculación anómala, retrograda, fallida o menos cantidad; la ginecomastia con aumento del tamaño y de la sensibilidad de las mamas o pezones.

• Antagonistas del receptor muscarínico

Mecanismo de Acción

En la vejiga el neurotansmisor de predominio es la acetilcolina, que estimula los receptores muscarínicos en la pared vesical del detrusor. Pero estos receptores también están en glándulas salivales, células epiteliales de la vejiga, y células del sistema nervioso periférico o central; en los humanos se ha descrito 5 tipos de receptores M1-M5, de los cuales M2 y M3 están en el detrusor; en humanos solo M3 esta relacionado a la contracción de la vejiga.

Eficacia

Disminuye la frecuencia y la incontinencia de urgencia.

Tolerancia y Seguridad
"Son bien tolerados de 3-10% de abandonos por resequedad de la boca (16%, estreñimiento (4%), dificultad para la micción (2%), rinofaringitis (3%), y mareos (5%); además aumentos en el residuo posmicciónal. " (Barrera 2017) Esta descrito además la fitoterapia que es el uso de extractos de plantas pero sigue siendo controversial, con alivio de los síntomas del tracto urinario inferior; además de la vasopresina y análogos, que aumenta la reabsorción de agua corporal y la osmolaridad urinaria, disminuye la excreción de agua en la orina, pero con efectos vasoconstrictores y una vida media corta.

Quirúrgico
"La cirugía se realiza cuando los pacientes no responden a la terapia farmacológica o desarrollan complicaciones, como infecciones urinarias recurrentes, cálculos urinarios, disfunción vesical grave o dilatación del tracto superior. La resección transuretral de la próstata (RTU) es el método estándar. Por lo general, se conserva la función eréctil y la continencia, aunque un 5 a 10% de los pacientes experimenta algún problema posoperatorio, más frecuentemente, eyaculación retrógrada. La incidencia de disfunción eréctil después de la RTU es de entre 1 y 35%, y la de la incontinencia, de 1 a 3%." (Rubinstein y Giudice 2013).

Alrededor de un 10% con RTU necesita repetir el procedimiento dentro de los 10 años, porque la próstata continúa creciendo. Diversas técnicas de ablación por láser se utilizan como alternativas a la RTU. Próstatas más grandes (generalmente > 75 g) tradicionalmente requieren cirugía abierta a través de un abordaje suprapúbico o retropúbico, aunque algunas técnicas más nuevas, como la enucleación de la próstata con láser de holmio (HoLEP), pueden realizarse por vía transuretral. Todos los métodos quirúrgicos requieren un sondaje posterior durante 1 a 7 días.

Retención Urinaria
"La retención urinaria requiere la descompresión inmediata. Primero se intenta pasar una sonda vesical estándar; si no se logra, puede ser eficaz una sonda con un extremo acodado. Si esta sonda tampoco puede pasarse, pueden ser necesarias una cistoscopia flexible o la introducción de catéteres filiformes o Followers (guías y dilatadores que abren progresivamente   el

el pasaje urinario; este procedimiento debe ser realizado por un urólogo). La descompresión percutánea suprapúbica de la vejiga puede realizarse si los abordajes transuretrales no tienen éxito. " (Androile 2018)

BIBLIOGRAFÍA

1.Androile, Gerald. «Manueal MSD. Versión para profesionales.» Manueal MSD. Versión para profesionales. Marzo de 2018. https://www.msdmanuals.com/es-ec/ professional (último acceso: 15 de Febrero de 2020).

2.Barboza, Mauricio. «Hiperplasia prostática benigna.» Revista Médica Sinergia, 2017: 11-16.

3.Barrera, Carlos. Correlación entre el índice de Masa Corporal con la severidad de los síntomas de tracto urinario inferior, en los pacientes de la Consulta Externa de Urología de los Hospitales San Francisco y Carlos Andrade Marín en el 2016. Quito: Univesidad Central del Ecuador, 2017.

4.Rubinstein, Esteban, y Guillermo Giudice. «Actualización: Hiperplastia prostática benigna.» Evidencia, 2013: 143-151.

CAPÍTULO 12

HEMORROIDES
Byron Fabian Calva Calva

Caso Clínico
Datos de Filiación
Paciente masculino de 46 años, Nacido en la ciudad de Loja, y residente en quito desde hace 20 años, casado, mestizo, Ocupación guardia de seguridad, Diestro, Religión católico, Tipo de sangre O RH Positivo, Transfusiones: No refiere.
Antecedentes Patológicos Personales: No refiere.
Antecedentes Patológicos Quirúrgicos: No refiere.
Alergias: No refiere.
Antecedentes Patológicos Familiares: Padres hipertensos en tratamiento con losartan 100 mg QD.

Motivo de Consulta
Dolor anal

Enfermedad Actual
Paciente refiere dolor en la región anal de dos días de evolución, de tipo pulsátil, EVA 3/5, se acompaña de prurito anal intenso y en ocasiones expulsión de heces con sangre de aspecto rojo brillante; paciente refiere sentir una masa pequeña en el orificio anal ocasionalmente. Además, manifiesta una continua sensación de defecación incompleta o deseo constante de ir al baño. Se le dificulta sentarse, razón por la cual prefiere mantenerse de pie, se automedico paracetamol 1 gramo cada 8 horas, pero la sintomatología persiste motivo por lo cual acude a facultativo.

Exploración Física
Tensión arterial: 110/70 mm Hg
Frecuencia cardiaca: 80 latidos por minuto
Frecuencia respiratoria: 17 respiraciones por minuto.
Talla: 163 cm
Peso: 73 Kg
Índice de masa corporal: 27.5 Kg/m2

Examen Físico
Paciente despierto, consciente, orientado en tiempo, espacio y persona, hidratado, afebril, Glasgow 15/15. Piel: sin presencia de lesiones.

Cabeza: Normocefálica, implantación de cabello de acuerdo al sexo y edad.

Nariz: Fosas nasales permeables.

Ojos: Pupilas isocóricas, normo reactivas a la luz, conjuntiva rosada, escleras anictéricas

Boca: Mucosas orales semihidratadas, anictéricas, piezas dentales en buen estado.

Orofaringe: No congestiva, no eritematosa.

Cuello: No adenopatías, movilidad conservada. tiroides no visible no palpable.

Tórax: Simétrico, expansibilidad conservada, Corazón: ruidos cardíacos rítmicos sincrónicos, Pulmones: murmullo vesicular conservado, no ruidos sobreañadidos.

Abdomen: Suave, depresible, no doloroso a la palpación, ruidos hidroaéreos presentes.

Extremidades: Simétricas, no edema, neurovascular distal conservado, pulsos distales presentes, llenado capilar 2 segundos, sensibilidad conservada.

Región Inguino Genital: Genitales externos normales.
Tacto rectal: Doloroso, tono del esfínter normal, se palpa masa suave, húmeda, y parecido a una membrana mucosa, a escasos 2cm de margen anal. Se reduce al ser empujada al interior del recto mediante presión suave desapareciéndose la inflamación externa.

Examenes Complementarios
Biometría hemática: Hb 9,5 g/dL , Hcto: 30%, VCM 89,7 fl, HCM 29,2 pg, CHCM 32,6 g/dL, Leucocitos 5.8 K/ul, Neutrofilos 67,3% Linfocitos 25,2%, Monocitos 4,6%, Eosinofilos 2,8%, Neutrófilos absolutos 3.90 uL, Monocitos absolutos 0,27 uL, plaquetas 16,1 x 1000/mm3.

Química Sanguínea: Glucosa: 87mg/dl, creatinina: 0,7 md/dl, 40 mg/dl.

Listas de Problemas
Masa en orifico anal
Prurito anal
Proctalgia
Tenesmo Fecal
Rectorragia
Anemia

Tabla 1 Diagnostico Diferencial

	Prolapso rectal	Absceso anal	Fisura Anal	Hemorroides
Masa en orificio anal	Coincide	No coincide	No coincide	Coincide
Prurito anal	No coincide	No coincide	Coincide	Coincide
Proctalgia	Coincide	Coincide	Coincide	Coincide
Tenesmo fecal	No coincide	No coincide	No coincide	Coincide
Rectorragia	Coincide	No coincide	Coincide	Coincide
Anemia	Coincide	No coincide	Coincide	Coincide

Diagnostico
HEMORROIDES CIE10 I84

Hemorroides
Concepto
Se encuentran en el canal anal y son cojinetes de tejido vascular submucoso, ubicados distal a la línea dentada. Son estructuras anatómicas normales que, junto con el esfínter anal interno, permite el cierre más efectivo del canal anal. Las hemorroides se producen por un desplazamiento por debajo de los cojinetes vasculares por una alteración del musculo de soporte, provocando aumento de grosor, el prolapso y en ocasiones el sangrado de los cojinetes. (Proedumed, 2018)

Figura 1. Hemorroides internas y externas

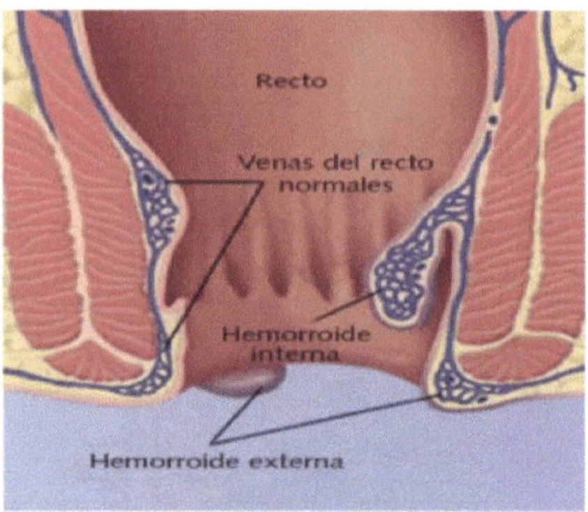

Recuperado de: (Alcázar, 2005)

Epidemiología

Su diagnóstico se encuentra entre las primeras patologías gastrointestinales, el grupo etario con mas frecuencia de presentar esta patología son los mayores de 50 años de los cuales un 50 % se encuentra afectado. El desarrollo de esta patología antes de los 20 años es inusual.

En caucásicos el riesgo es mayor en comparación con los afroamericanos. Afecta con la misma frecuencia tanto a hombre como mujeres, la población occidental existe mayor prevalencia con relación a la población oriental debido al bajo consumo de fibra. En estado unidos el diagnóstico de hemorroides representa 3.2 millones de consultas en la atención primaria de salud. reporta una prevalencia 4.4%. (Aguilar, 2010)

Fisiopatología

Normalmente las almohadillas vasculares mantienen el tono de los músculos esfinterianos. Durante el acto de la defecación, se abre el canal anal y se relaja la musculatura esfinteriana, al mismo tiempo que se produce un aumento brusco de la presión lo que da lugar a la distensión de las paredes vasculares del plexo hemorroidal.

Provoca congestión venosa por el bloqueo del retorno venoso, lo que lleva al aumento de la presión venosa. El espacio disponible para el paso de las heces y la mucosa se afina debido a este estiramiento, y las enzimas o mediadores contribuyen al deterioro del tejido de sustentación de las almohadillas anales.

La sobreexpresión de la metaloproteinasa de matriz 9 en el tejido con Hemorroides, produce degradación de proteínas extracelulares como la elastina, la fibronectina y el colágeno. El sobreesfuerzo crónico sumado al aumento de presión, estiramiento de vasos, congestión y estiramiento de la mucosa, producen el cizallamiento de ligamentos suspensores de las almohadillas, lo que provoca la migración hemorroidal hacia abajo, durante la defecación. En algunos casos los ligamentos permanecen parcialmente intactos, las hemorroides vuelven a su posición original tras el esfuerzo. Pero, cuando se pierden todos los ligamentos, las hemorroides no vuelve a su posición original. (G. Ethem, 2017)

Figura 2. Fisiopatología de las Hemorroides.

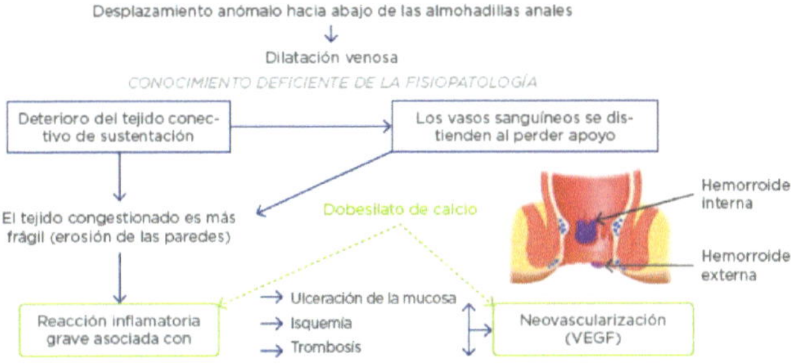

Recuperado de: (G. Ethem, 2017)

Clasificación

Según su localización

- Las hemorroides externas se encuentran por debajo de la línea pectínea, en el canal anal y la región perianal, y están cubiertas por el epitelio de transición o por la piel perianal.
- Las hemorroides internas situadas en la porción inferior del recto, inmediatamente por encima de la línea pectínea.
- Hemorroides mixtas coexisten ambos tipos.

Figura 3. Clasificación de hemorroides internas

Grado	Resultado	Modelo
I	Vasos hemorroidales prominentes; sin prolapso	
II	Prolapso con Valsalva y reducción espontánea	
III	Prolapso con Valsalva que precisa de reducción manual	
IV	Prolapso crónico y reducción manual ineficaz	

Recuperada de: (G. Ethem, 2017)

Clasificar a la patología hemorroidal es importante ya que nos ayudara a tomar decisión terapéutica hacia la opción quirúrgica, ya sea ambulatoria u hospitalaria. (Rubbini, (2019).

Cuadro Clínico

Tabla 2. Comparación entre el cuadro clínica presente en las hemorroides internas y externas

Hemorroides externas	Hemorroides internas
Dolor Tumoración Prurito anal	Hemorragia Prolapso hemorroidal
La molestia suele desencadenarse por las evacuaciones, es de intensidad moderada o leve y de corta duración.	Rojo rutilante, indoloro, que se produce al finalizar el acto de defecación. sensación de cuerpo extraño dentro del canal anal.

Recuperado de: (FLOCH, (2006).

Evaluación de Hemorroides

Una historia clínica minuciosa de la enfermedad enfatizando el grado y la duración de los síntomas y los factores de riesgo, como también un examen físico enfocado. A continuación, detallamos los puntos clave durante el examen médico.

Historia Clínica

Indagar sobre antecedentes hereditarios de hemorroides en familiares y hábitos higiénicos dietéticos.

La revisión médica específica en mujeres embarazadas incluye reportar si se sospecha de hemorroides.

Antecedentes laborales que puedan ocasionar hemorroides (sedentarismo, periodos prolongados para permanecer sentado o de pie).

Realizar revisión de la ingesta de fibra y los hábitos intestinales, que incluyen frecuencia, consistencia y facilidad de evacuación.

Evaluación cuidadosa de los síntomas de incontinencia fecal, ya que esto puede afectar las decisiones de manejo, para incluir la posibilidad de tratamiento quirúrgico. (Proedumed, 2018)

Examen Físico

Pedir que el paciente se coloque en posición genopectoral (lateral izquierda).

La inspección externa consiste en la observación de la zona perianal, periné y sacrocoxígea.

Las hemorroides grados III y IV alteran la continencia, lo que conduce a diversos grados de humectación, lubricación y contaminación irritando la piel perianal. Lo cual lleva a diversos grados de prurito hasta a ardor doloroso.

Las hemorroides grado II no presenta proyección de la mucosa, pero la porción hemorroidal cubierta de piel puede ser evidente en el orificio anal.

Las hemorroides de grado I no suelen producir anormalidad alguna en la zona anal.

La palpación no es significativa en el caso de la enfermedad hemorroidal, a menos que exista prolapso. Un tacto rectal será útil para descartar tumores en la parte baja del recto. (Proedumed, 2018)

Diagnóstico Diferencial
Los diagnósticos diferenciales pueden ser consideran dos perspectivas: Diagnóstico diferencial de síntomas y diagnóstico diferencial de la apariencia clínica.

Tabla 3 Diagnostico Diferencial de hemorroides de acuerdo a la sintomatología.

Diagnóstico Diferencial de Síntomas			
Diagnósticos diferenciales del anal sangrado	Diagnósticos diferenciales de picazón	Diagnósticos diferenciales de dolor	Diagnósticos diferenciales de tumores
Fisura anal, eccema irritante crónico, carcinoma anal, cáncer rectal, Proctitis de diferentes orígenes.	Eczema anal fisura anal crónica, tumores perianales	Trombosis de la vena perianal, fisura anal aguda, abscesos	Trombosis de la vena perianal, abscesos, etiquetas de piel, condiloma, papilas hipertróficas, carcinoma anal.

Recuperado de: (Herold, 2020)

Tabla 4. Diagnostico Diferencial de hemorroides de acuerdo a la apariencia clínica

Diagnóstico diferencial según la clínica
El prolapso anal y de la mucosa
Papilas anales hipertróficas
Condiloma acuminado
Fisura anal
Trombosis venosa anal
carcinoma anal

Recuperado de: (Herold, 2020)

Diagnostico

Estudios de imagen

No están indicados para el diagnóstico de patología hemorroidal.

Estudios de Laboratorio

Se recomienda una biometría hemática en caso de sospecha de anemia por sangrado.

Estudios Específicos

La anuscopia sirve para confirmar el diagnóstico.

El diagnóstico se realizará mediante una historia clínica y una exploración adecuada

Tratamiento

Dependerá del tipo y gravedad de las hemorroides, además de la decisión del paciente y la experiencia del médico. La modificación de la dieta que consiste en aumento de la ingesta de líquidos y de fibra, como el asesoramiento sobre los hábitos de defecación como abstenerse de esforzarse y leer en el inodoro, suelen formar la terapia de primera línea primaria para pacientes con patología hemorroidal. El objetivo principal del tratamiento es controlar la enfermedad aguda. El uso de flavonoides son los más comunes agente flebotónico utilizado para tratar las hemorroides.

Tabla 5: Tratamiento actual de las hemorroides internas en función de su gravedad y grado de prolapso.

<table>
<tr><td>Grado 1</td><td>Grado 2</td><td>Grado 3</td><td>Grado 4</td><td>Complicaciones</td></tr>
<tr><td colspan="5">Modificación de la dieta y estilo de vida.
(como dieta alta en fibra, laxantes, hidratación, evitar el esfuerzo)</td></tr>
<tr><td colspan="2">Medicación
(tópico o sistémico)</td><td></td><td></td><td></td></tr>
<tr><td colspan="3">Procedimiento basado en la oficina
(como bandas, escleroterapia)</td><td></td><td></td></tr>
<tr><td></td><td colspan="3">Operación no excisional
(como DG-HAL, SH / PPH)</td><td></td></tr>
<tr><td></td><td colspan="4">Operación escisional (como hemorroidectomía abierta y cerrada)</td></tr>
</table>

DG-HAL: ligadura de arteria hemorroidal guiada por Doppler; SH:Grapado hemorroidopexia; HPP: procedimiento para prolapso y hemorroides. Tomado de: (Lohsiriwat, 2015)

El tratamiento clásico es quirúrgico, existen varios métodos alternativos que detallamos a continuación.

Tabla 6. Métodos alternativos no quirúrgicos para atender hemorroides grado I y II.

Ligadura hemorroidaria con banda elástica	Consiste en aplicar un anillo de goma a través del anuscopio de Hirchsman a la parte cubierta por mucosa de la hemorroide interna. Produciendo isquemia y tejido de necrosis que se desprende entre el 7 y 10 día.
Escleroterapia	Aplicación de fenol al 5% en aceite de almendras
Fotocoagulación con rayo infrarrojo	Aplicación de paquete hemorroidal de 3 a 5 disparos con la técnica del diamante, con una duración de 1.5 segundos se necesita de 3 a 4 sesiones
Crioterapia	Utilización del oxido nitroso a una temperatura de -60 -80 grados centígrados.

Recuperado de: (G. Ethem, 2017)

Tratamiento quirúrgico para la patología hemorroidal esta indicado en los pacientes en los cuales ha fracasado el tratamiento médico o alternativo no quirúrgico. Solo esta indicado en 5 a un 10% de los casos.

Las técnicas quirúrgicas que más se practican son:
- Técnica abierta (Milligan y Morgan)
- Técnica cerrada (Ferguson)
- Mucosectomía con engrapadora PPH

Tratamiento quirúrgico con PPH: Técnica indicada en la patología hemorroidal grado II y IV con leve componente externo y prolapso. Sus ventajas son duración de intervención de 15 a 20 minutos, dolor ligero en el posoperatorio y rápida recuperación.

Desarterialización hemorroidaria guiada por Doppler: Sus ventajas son que no necesita ingreso hospitalario, es rápida, su recuperación no requiere reposo médico. (G. Ethem, 2017)

1.Aguilar, F. A. (2010). Consensus hemorrhoids. Revista Mexicana de Coloproctología Enfermedades del Ano, Recto y Colon, 16(1-3), 4-14.

2.Alcázar, M. P. (2005). Hemorroides. Farmacia profesional, 19(2), 62-66.

3.Davis, B. L.-K. (2018). Enfermedades del colon y el recto tratamiento de las hemorroides. Las pautas de práctica clínica de la Sociedad Estadounidense de Cirujanos de Colon y Rectal., 61 (3), 284-292.

4.FLOCH, M. ((2006).). Hemorroides. Netter Gastroenterología, 516–518.

5.G. Ethem, A. A. (2017). MANEJO DE LA ENFERMEDAD HEMORROIDAL. EUROPEAN MEDICAL JOURNAL GASTROENTEROLOGY SUPPLEMENT, 2-13.

6.Herold, A. (2020). Differenzialdiagnose des Hämorrhoidalleidens. Der Hautarzt, 1-5.

7.Jacobs, D. (2014). Hemorroides. New England Journal of Medicine, 371 (10), 944-951.

8.Lohsiriwat, V. (2015). Treatment of hemorrhoids: A coloproctologist's view. . World Journal of Gastroenterology: WJG,, 21(31), 9245.

9.Proedumed. (2018). patología del colón, ano y recto. mexico: Simulador Proedumed.

10.Rubbini, M. y. ((2019).). Clasificación y pautas de la enfermedad hemorroidal: presente y futuro. World Journal of Gastrointestinal Surgery., 11 (3), 117–121.

CAPÍTULO 13

OBESIDAD
Gissela Patricia Miranda Villacis

"Importancia de la intervención en el estilo de vida en el tratamiento de la obesidad: a propósito de un caso."

Se trata de una mujer de 38 años que acude a la consulta por ganancia de peso. No refiere cambios en los hábitos alimentarios, no realiza ejercicio. Refiere aparición de estrías en abdomen y axilas de 4 meses de evolución, concomitantemente presenta dolores óseos generalizados, principalmente en columna lumbar y dolor bilateral en rodillas.

Hace 8 meses ha presentado oligoamenorrea por lo que está pendiente de ser evaluada por ginecología.

Como antecedentes personales de interés destacan:
1.Hipertensión arterial diagnosticada hace 2 años en tratamiento
2.Obesidad
3. Síndrome ansioso depresivo hace 3 años en tratamiento con psicoterapia

Exploración Física:
Signos vitales:
Presión arterial 140/90 mm Hg; pulso 84 lpm, peso: 85 kg; talla: 1,65 cm; (IMC) 31 kg/m2.

Examen Físico:
Obesidad troncular, cúmulo de grasa en región posterior de cuello y presencia de leve pigmentación cutánea en zonas de pliegues; acné en cara predominio en región malar y espalda; estrías de 0,3 cm de grosor en axilas y abdomen.

A la auscultación pulmonar murmullo vesicular conservado; corazón rítmico no soplos.
Abdomen: suave, depresible, no doloroso, ruidos hidroaéreos presentes.
Miembros inferiores: Pulsos presentes, no edemas, miopatía.

Pruebas Complementarias:
Hemograma: Hb 16,5 g/dl, hematocrito 45%, hematíes 4.100.000, leucocitos 8.600 con 5.000 neutrófilos y 1.000 linfocitos
Bioquímica: glucemia 132 mg/dl

Análisis

Se trata de una paciente con obesidad, hipertensión arterial, hiperglucemia en la analítica de rutina y datos en la exploración física compatibles con un síndrome metabólico asociado a resistencia a la insulina, el hirsutismo y acné pueden ser debidos a un síndrome de ovario poliquístico generalmente se suelen asociar a resistencia a la insulina.

Lo primero que tendríamos que realizar serían las pruebas complementarias valor de insulina en sangre, glucosa prueba dinámica, ácido úrico, cortisol de ser accesible, TSH, T4, perfil lipídico, los cuales nos ayudaran a tener un mayor acercamiento al estado metabólico de la paciente para así intervenir oportunamente, como hecho principal en mejorar su estilo de vida.

Obesidad

Inicialmente revisaremos el concepto de obesidad según la (OMS, 2018), "La obesidad y el sobrepeso se definen como una acumulación anormal o excesiva de grasa que puede ser perjudicial para la salud"

Epidemiología

La organización mundial de la salud recordó que las enfermedades no transmisibles (ENT) matan a 41 millones de personas cada año, lo que equivale al 71% de las muertes que se producen en el mundo. (Gutiérrez-Ruiz, 2011)

En territorio nacional aproximadamente 6 de cada 10 ecuatorianos padecen de sobrepeso u obesidad. (Ecuador, 2012)

Las principales causas de muerte son las enfermedades cardiovasculares, seguidas del cáncer, enfermedades respiratorias y la diabetes, convirtiéndose así en un problema de salud pública por lo que considero que es de vital importancia una intervención oportuna. (salud., 2016)

Debido a estas cifras alarmantes y a la oportunidad que tenemos como médicos rurales, debemos intervenir arduamente en la prevención de estas patologías, promocionando los estilos de vida saludable.

Fisiopatología

La obesidad es una inflamación sistémica crónica de bajo grado.

Recordemos que el tejido adiposo es un tejido conectivo especializado, compuesto no sólo por adipocitos, sino también por macrófagos, células T, fibroblastos y endotelio.

Se sabe que el tejido adiposo no sólo es un órgano almacenador de energía, sino que también sintetiza un gran número de proteínas de modo paracrino, endocrino y autocrino, y que además controla diversas funciones relacionadas con el metabolismo, gracias a las adipocinas. (Gutiérrez-Ruiz, 2011)

Las adipocinas incluyen una gran variedad de péptidos proinflamatorios que contribuyen notablemente al estado de inflamación subclínico y promueven una serie de alteraciones metabólicas, que incluyen complicaciones cardiovasculares y enfermedades inflamatorias autoinmunes, de estas destacan la leptina, adipocina, la resistina y el FNT-α.   (Nava-Santana, (2013).)

El sistema inmune y el metabolismo están altamente integrados, y los macrófagos en particular, han sido identificados como células efectoras críticas en el inicio de la inflamación y la resistencia a la insulina.

La obesidad se caracteriza por una excesiva expansión de tejido adiposo debido a una hipertrofia e hiperplasia de los adipocitos e infiltración de células del sistema inmune. La inflamación asociada a la obesidad altera la funcionalidad del tejido adiposo a través de TNF-α que favorece la lipólisis en los adipocitos dando como resultado elevados niveles de ácidos grasos libres en la circulación, muchos de ellos saturados. (Solís-Martínez, 2017)

Entre las citocinas proinflamatorias secretadas en el tejido adiposo y por macrófagos se incluyen la resistina, el factor de necrosis tumoral α (TNF-α), las interleucinas (IL) 6, 18 y 1β, la proteína quimiotáctica de monocitos 1 y la Ang II. Estos factores, por una parte, contribuyen al estado local y generalizado de la inflamación asociada a la obesidad y, por otra, como en el caso del TNF-α, la IL-6, la IL-18, la IL-1β y la Ang II, directamente pueden inducir resistencia a la insulina. (Gutiérrez-Rodelo, (2017).)

Esta resistencia periférica a la insulina causa que las células β pancreáticas secreten más insulina, un proceso conocido como hiperinsulinemia compensatoria. Sin embargo, junto con el empeoramiento de la resistencia a la insulina, ocurre a menudo el agotamiento de las células β, lo que da lugar a una hiperglucemia sostenida y a DM 2. (Gutiérrez-Rodelo, (2017).)

La insulina es la principal responsable de controlar la captación, utilización y almacenamiento de nutrientes celulares; aumenta la absorción de glucosa de la sangre, principalmente en el músculo y el tejido adiposo, en donde promueve su conversión a glucógeno y triglicéridos, respectivamente, inhibiendo al mismo tiempo su degradación. Además, en el hígado inhibe la gluconeogénesis, la glucogenólisis y la cetogénesis, y promueve la síntesis de proteínas principalmente en el músculo. Estas acciones se llevan a cabo gracias una combinación de efectos rápidos, como la estimulación del transporte de glucosa en las células adiposas y musculares y la regulación de la actividad de enzimas clave en el metabolismo, y de mecanismos a largo plazo que implican cambios en la expresión génica. (Gutiérrez-Rodelo, (2017).)

Cabe recordar el papel de la insulina dentro de la fisiología cardiovascular, esta actúa en la vía de señalización de la proteincinasa activada por mitógenos, en donde la insulina libera endotelina-1, un potente agente vasoconstrictor que, además de favorecer la resistencia a la insulina (por reducción del aporte sanguíneo al músculo esquelético), estimula a la enzima nicotin adenin dinucleótido fosfato, lo que aumenta el estrés oxidativo, reduce la biodisponibilidad del óxido nítrico y favorece el efecto proaterogénico y promotor de hipertensión de la resistencia a la insulina.

La insulina tiene un papel neuromodulador muy importante y se han identificado receptores de insulina y diversas vías de señalización asociadas a ésta en distintas regiones del cerebro, las cuales regulan efectos fisiológicos como el desarrollo neuronal, la regulación del metabolismo de la glucosa, el peso corporal y las conductas de alimentación; también participa en procesos cognitivos como la atención, el aprendizaje y la memoria.

Diagnóstico

El diagnóstico actual de obesidad se basa en el índice de masa corporal (IMC), que tiene la gran desventaja de no cuantificar cantidad ni distribución de la grasa corporal, siendo útil en estudios epidemiológicos, pero no de manera individual, dado que clasifica de manera errónea a muchos de ellos, subestimando habitualmente el contenido de grasa corporal. En cuanto a la distribución de la grasa corporal, sigue siendo de utilidad las medidas antropométricas, en especial la circunferencia o perímetro de cintura. (Obesidad, 2017)

Clasificación

Uno de los principales escollos para evaluar la magnitud del problema ha sido la disparidad de criterios para definir la obesidad y sus distintos grados, hasta la clasificación propuesta por la Sociedad Española para el estudio de la Obesidad (SEEDO) en 2000.

Grado de Obesidad según IMC (kg/m2)
- Sobrepeso I 25-26.9
- Sobrepeso II 27-29'9
- Obesidad grado I 30-34'9
- Obesidad grado II 35-39'9
- Obesidad grado III (mórbida) ≥ 40

Otro aspecto a tener en cuenta a la hora de establecer unos criterios para definir la obesidad es el patrón de distribución del tejido adiposo. Se ha demostrado que la localización de la grasa representa un mayor riesgo para la salud que la cantidad absoluta de tejido graso.

Valores de riesgo según la distribución de la grasa corporal (SEEDO, 2000)
Índice cadera cintura
- Mujeres mayor o igual a 0,85
- Hombres mayor o igual a 1 (Godes)

Cintura en centímetros
- Mujeres mayor o igual a 88
- Hombres mayor o igual a 102 (Godes)

Tratamiento

Reconociendo el impacto en salud del consumo de azúcares, es necesario conocer sus efectos en el metabolismo, la OMS recomienda una ingesta reducida de azúcares libres a lo largo de toda la vida.

El metanálisis de ensayos aleatorizados controlados en adultos sugiere una asociación entre la reducción de la ingesta de azúcares libres y el descenso del peso corporal. (Organización Mundial de la Salud, 2015)

Estos estudios no solo atacan a la azúcar blanca, es importante conocer que edulcorantes artificiales, mieles de agave, hasta incluso endulzantes a base de Stevia lo llamo así debido a que algunos productos contienen solo el 4% de la misma, causan resistencia insulínica, por esto hemos revisado a detalle la intervención de esta hormona en el metabolismo.

Como primer paso vamos a educar a nuestros pacientes sobre el consumo de nuestra principal enemiga y causante de tantos desbalances; el azúcar, la recomendación en practicas saludables es el uso de Stevia orgánica, siempre es importante saber de donde proviene, debido a que los productos industrializados las contienen en un mínimo porcentaje.

Como segunda recomendación, la disminución del consumo de fructosa, en donde vamos a encontrarla rápidamente, sí, en los jugos en donde lo que hacemos es licuar varias frutas, perdiendo sus propiedades como fibra, le sumos agua y además de eso azúcar o algún edulcorante artificial, concluyamos lo malo que llega a ser para nuestro metabolismo.

Después de la ingestión, la fructosa se absorbe rápidamente en el intestino a través de un transportador específico, el GLUT5. En el hígado, la fructosa es metabolizada a intermediarios que pueden entrar a la vía de la gluconeogénesis para ser convertidos en glucosa o triglicéridos. Por lo tanto, el alto consumo de este monosacárido actúa como una fuente no regulada de la producción de triglicéridos. (Marcos A. Mayer, 2013)

Como tercera recomendación tenemos el consumo de grasas saludables, no dejemos las grasas a un lado, recordemos los beneficios que nos proporcionan, son reguladoras del metabolismo, no influyen mucho en la elevación de la insulina, tienen propiedades cardioprotectores, los encontramos principalmente en semillas de girasol, macadamia, chía, aguacate, aceite de coco, ajonjolí, coco entero, en fin, tenemos variadas opciones.

Los estudios han demostrado que una ingesta elevada de ácidos grasos de cadena larga omega-3 (ácido eicosapentaenoico, EPA, y ácido docosahexaenoico, DHA) contribuye a disminuir los factores de riesgo de las enfermedades cardiovasculares, principalmente la presión arterial alta ('hipertensión') y los niveles de triglicéridos en la sangre. (Ácidos grasos esenciales)

Para todo esto recomendar a nuestros pacientes la necesidad de la elaboración individual de una dieta orientada al manejo de su metabolismo de acuerdo a como se encuentre, como dato importante para no estimular la secreción frecuente de insulina debemos limitar las comidas a tres comidas diarias, de preferencia en un intervalo de 12 horas.

Cuarto punto y muy importante es la realización de actividad física.
Según la OMS, se considera actividad física cualquier movimiento corporal producido por los músculos esqueléticos que exija gasto de energía. Se ha observado que la inactividad física es el cuarto factor de riesgo en lo que respecta a la mortalidad mundial (6% de las muertes registradas en todo el mundo). Además, se estima que la inactividad física es la causa principal de aproximadamente un 21%-25% de los cánceres de mama y de colon, el 27% de los casos de diabetes y aproximadamente el 30% de la carga de cardiopatía isquémica.La actividad física abarca el ejercicio, pero también otras actividades que entrañan movimiento corporal y se realizan como parte de los momentos de juego, del trabajo, de formas de transporte activas, de las tareas domésticas y de actividades recreativas. (OMS, 2017). (Ventana, (2016).

En este punto vamos a sugerir a nuestros pacientes la realización de una actividad que disfrute y que sea apto, esto por al menos treinta minutos diarios, la dieta tiene un impacto del 80% y el ejercicio un 20% en la perdida de ponderal.

No debemos olvidarnos la importancia de la salud mental.

Los estados de estrés aumentan los niveles de cortisol en sangre y este también tiene una alta correlación con la insulina lo que nos provoca caer en un círculo vicioso metabólico.

El exceso de cortisol durante el estrés prolongado estimula la ingestión de alimentos, aumenta la grasa abdominal y puede ser la causa de depresión en forma simultánea con alteraciones metabólicas (síndrome X o resistencia a la insulina). La respuesta patológica al estrés –consumo de alcohol, tabaquismo y "borracheras" alimentarias- puede variar según la personalidad y género del individuo. Los trastornos de personalidad también pueden estar implicados en la progresión de obesidad abdominal, hiperinsulinemia y dislipidemias. Es importante identificar, asimismo, las alteraciones de la conducta alimentaria en los pacientes obesos (trastorno compulsivo y nocturno de la conducta alimentaria, bulimia nervosa y trastorno alimentario no especificado) que pueden contribuir a la causa, mantenimiento o recaídas de la obesidad, y que se relacionan con alto nivel de ansiedad. (Bayardo, (2006).)

Es crucial mejorar la dinámica familiar para aumentar la calidad de vida de los pacientes, reforzar la motivación, trabajar en la prevención de recaídas, y aumentar la tasa de éxito terapéutico. (Bayardo, (2006).)

BIBLIOGRAFÍA

1.Ácidos grasos esenciales. (s.f.). Obtenido de Ácidos grasos esenciales: www.nutri-facts.org

2.Bayardo, S. J. ((2006).). Salud mental y obesidad. . Investigación en Salud, 8(2), 86-90.

3.Ecuador, E. N. (04 de 10 de 2012). https://www.ecuadorencifras.gob.ec/documentos/web-inec/Estadisticas_Sociales/ENSANUT/MSP_ENSANUT-ECU_06-10-2014.pdf. Obtenido de https://www.ecuadorencifras.gob.ec/documentos/web-inec/Estadisticas_Sociales/ENSANUT/MSP_ENSANUT-ECU_06-10-2014.pdf: www.ecuadorencifras.gob.ec

4.Godes, A. C. (s.f.). Guía de Actuación Clínica en AP.

5.Gutiérrez-Rodelo, C. R.-G.-R. ((2017).). Mecanismos moleculares de la resistencia a la insulina: una actualización. . Gaceta médica de México , 153(2), 214-228.

6.Gutiérrez-Ruiz, J. V.-P.-G. (2011). El tejido adiposo como órgano maestro en el metabolismo. Revista de endocrinología y nutrición, , 19(4), 154-162.

7.Marcos A. Mayer, H. A. (2013). FISIOPATOLOGIA DE LA HIPERTENSIÓN ARTERIAL EN EL SÍNDROME METABÓLICO Y LA INSULINORESISTENCIA. argentina.

8.Nava-Santana, C. A.-S.-V.-C. ((2013).). Las adipocinas como mediadoras en la inflamación y el sistema inmune. . El Residente, 8(3), 97-105.

9.Obesidad, F. L. (2017). consenso latinoamericano de obesidad. colombia: Dr. Alex Valenzuela Montero.

10.Organización Mundial de la Salud. (2015). Ingesta de azúcares.

11.salud., O. m. (2016). https://www.who.int/es/news-room/fact-sheets/detail/noncommunicable-diseases. Obtenido de https://www.who.int/es/news-room/fact-sheets/detail/noncommunicable-diseases: https://www.who.int/es

12.Solís-Martínez, R. H.-F.-L.-L.-M.-G.-C. (2017). Macrófagos del tejido adiposo, asociación con obesidad y alteraciones metabólicas. Revista Médic, 7(1)11-15.

13.Ventana, E. M. ((2016).). Actividad física en obesidad: Abordaje dietéticonutricional. . Trastornos de la conducta alimentaria, (24), 2548-2570.